Marijke van der Falk

Xavier Pérez

Envejecimiento celular

Mecanismos, diagnóstico, terapias

bup

Marijke van der Falk
Xavier Pérez
Envejecimiento celular
Mecanismos, diagnóstico, terapias

ISBN: 978-3-69035-746-3

Número de pedido: 20-23.1
También como libro electrónico
(978-3-69035-751-7)

Diseño de portada: Kerstin Laube
Producción: Angelika Haase

Bremen University Press, 2025.
Fahrenheitstr. 11
28359 Bremen
bup@bremenuniversitypress.com
www.bremenuniversitypress.com

El manuscrito no puede ser utilizado ni total ni parcialmente sin el consentimiento previo por escrito del editor.

Este libro se ha impreso en papel ecológico procedente de explotaciones forestales sostenibles con el fin de conservar los recursos y minimizar el impacto ambiental. Al utilizar materiales reciclados y papel con certificación FSC, contribuimos a proteger los bosques y a reducir nuestra huella ecológica.

Marijke van der Falk
Xavier Pérez

Envejecimiento celular
Mecanismos, diagnóstico, terapias

Visión general

OBSERVACIÓN PRELIMINAR		10
1.	INTRODUCCIÓN	12
2.	PRINCIPIOS BIOLÓGICOS DEL ENVEJECIMIENTO CELULAR	21
3.	EFECTOS SISTÉMICOS DEL ENVEJECIMIENTO CELULAR	38
4.	DIAGNÓSTICO Y MEDICIÓN DEL ENVEJECIMIENTO CELULAR	65
5.	ENFOQUES TERAPÉUTICOS PARA INFLUIR EN EL ENVEJECIMIENTO CELULAR	84
6.	NUEVAS INVESTIGACIONES PARA INFLUIR EN EL ENVEJECIMIENTO CELULAR	107
7.	ESTUDIOS CLÍNICOS Y AVANCES TRASLACIONALES	135
8.	PERSPECTIVAS ÉTICAS, SOCIALES Y ECONÓMICAS	147
9.	FUTUROS CAMPOS DE INVESTIGACIÓN Y VISIONES	154
10.	CONCLUSIÓN	165
11.	BIBLIOGRAFÍA COMPLETA (POR ORDEN ALFABÉTICO)	168

Índice

OBSERVACIÓN PRELIMINAR		10
1.	**INTRODUCCIÓN**	12
1.1	Definición: ¿Qué es el envejecimiento celular?	12
1.2	Desarrollo histórico del campo de investigación	15
1.3	Importancia médica y social	18
1.4	Objetivo	19
2.	**PRINCIPIOS BIOLÓGICOS DEL ENVEJECIMIENTO CELULAR**	21
2.1	Senescencia celular: definición y mecanismos	21
2.2	Telómeros y telomerasa	22
2.3	Daños en el ADN y procesos de reparación	25
2.4	Disfunción mitocondrial y estrés oxidativo	28
2.5	Cambios epigenéticos y envejecimiento	32
2.6	Bibliografía (Capítulo 2)	35
3.	**EFECTOS SISTÉMICOS DEL ENVEJECIMIENTO CELULAR**	38
3.1	Inmunosenescencia y envejecimiento inflamatorio	38
3.2	Envejecimiento del sistema nervioso	42
3.3	Procesos de envejecimiento de la piel, el sistema cardiovascular y los músculos	46
3.4	Resumen tabular de las características específicas del envejecimiento de los tejidos basado en el contenido detallado del texto	50
3.5	Envejecimiento celular y cáncer	51
3.6	Estudios actuales	55

3.7	Comparación de los efectos inhibidores y promotores de tumores de las células senescentes	57
3.8	El envejecimiento como factor de riesgo de enfermedades crónicas	58
3.9	Bibliografía (Capítulo 3)	62
4.	**DIAGNÓSTICO Y MEDICIÓN DEL ENVEJECIMIENTO CELULAR**	**65**
4.1	Biomarcadores del envejecimiento celular	65
4.2	Relojes epigenéticos y estimación de la edad biológica	70
4.3	Procedimientos de imagen y diagnóstico molecular	74
4.4	Limitaciones y retos de la aplicación clínica	77
4.5	Bibliografía (Capítulo 4)	81
5.	**ENFOQUES TERAPÉUTICOS PARA INFLUIR EN EL ENVEJECIMIENTO CELULAR**	**84**
5.1	Protocolos de restricción calórica y ayuno	84
5.2	Antioxidantes y complementos alimenticios	89
5.3	Intervenciones farmacológicas: Senolíticos y senomorfos	93
5.4	Influencia del ejercicio y los cambios en el estilo de vida	96
5.5	Enfoques de ingeniería genética y terapia celular	100
5.6	Bibliografía (Capítulo 5)	105
6.	**NUEVAS INVESTIGACIONES PARA INFLUIR EN EL ENVEJECIMIENTO CELULAR**	**107**
6.1	Edición genómica basada en CRISPR para revertir la edad	107
6.2	Reprogramación de células mediante factores Yamanaka	111
6.3	Rejuvenecimiento sistémico mediante intercambio plasmático	115

6.4	Inteligencia artificial en la investigación sobre el envejecimiento	118
6.5	Enfoques multiómicos para el análisis holístico de los procesos de envejecimiento	122
6.6	Nanomedicina y liberación selectiva de fármacos	125
6.7	Modulación de las firmas microbianas para el rejuvenecimiento celular	129
6.8	Bibliografía (Capítulo 6)	133
7.	**ESTUDIOS CLÍNICOS Y AVANCES TRASLACIONALES**	**135**
7.1	Panorama de los estudios clínicos en curso	135
7.2	Aplicaciones con éxito en humanos	136
7.3	Factores limitantes y aspectos de seguridad	137
7.4	Del ratón al ser humano: Transferibilidad de los resultados de los experimentos con animales	140
7.5	Bibliografía (Capítulo 7)	144
8.	**PERSPECTIVAS ÉTICAS, SOCIALES Y ECONÓMICAS**	**147**
8.1	Cuestiones éticas de la prolongación de la vida y el rejuvenecimiento	147
8.2	Desigualdades en la disponibilidad de terapias moduladoras de la edad	148
8.3	Impacto económico en los sistemas sanitarios y sociales	149
8.4	Transhumanismo e implicaciones filosóficas	150
8.5	Bibliografía (Capítulo 8)	151
9.	**FUTUROS CAMPOS DE INVESTIGACIÓN Y VISIONES**	**154**
9.1	Rejuvenecimiento celular como medicina preventiva	154

9.2	Terapias combinadas y medicina antienvejecimiento personalizada	157
9.3	El envejecimiento como proceso controlable: ¿utopía o realidad?	158
9.4	Estrategias mundiales	162
9.5	Bibliografía (Capítulo 9)	162
10.	**CONCLUSIÓN**	**165**
11.	**BIBLIOGRAFÍA COMPLETA (POR ORDEN ALFABÉTICO)**	**168**

Notas

- Este libro tiene una estructura modular, de modo que cada capítulo puede leerse de forma independiente sin tener que remitirse necesariamente a otros.
- Las listas de bibliografía utilizada y complementaria se han adjuntado a los respectivos capítulos para facilitar su lectura.
- Estado de tramitación: marzo de 2025

El editor

Observación preliminar

Hace apenas unas décadas, el envejecimiento se consideraba un proceso inevitable y pasivo al que las personas estaban expuestas sin remedio a medida que envejecían. Envejecer significaba perder capacidad de división celular, función orgánica o resistencia. Hoy, en la era de la biología molecular, la inteligencia artificial y la innovación médica de precisión, este panorama está empezando a cambiar radicalmente. El envejecimiento se entiende cada vez más como un proceso activo regulado por determinadas vías de señalización molecular, que puede ralentizarse, modularse o incluso invertirse parcialmente en determinadas condiciones.

La investigación sobre el envejecimiento celular es un ejemplo de cambio de paradigma en la biomedicina moderna. Combina la investigación básica con la aplicación clínica, los mecanismos moleculares con la función sistémica y los conocimientos médicos con la responsabilidad ética. La perspectiva de controlar la senescencia celular, estabilizar los telómeros, prevenir la disfunción mitocondrial o reescribir los programas epigenéticos no sólo abre perspectivas terapéuticas para las enfermedades relacionadas con el envejecimiento, sino que también cuestiona la autoimagen biológica del ser humano en su conjunto.

El objetivo de este trabajo es proporcionar una descripción exhaustiva de los complejos procesos del envejecimiento celular y, al mismo tiempo, analizar los desarrollos dinámicos resultantes de los nuevos enfoques diagnósticos, terapéuticos y tecnológicos. La presentación es interdisciplinaria: Combina hallazgos de la biología molecular, la ingeniería genética, la farmacología y la medicina de sistemas con consideraciones de ética, sociología y futurología. El libro se dirige, por tanto, no sólo a los interesados en la biomedicina, sino también a todos aquellos a quienes preocupa la cuestión de cómo envejecemos -y cómo podríamos envejecer en el futuro.

Un agradecimiento especial a los innumerables científicos de todo el mundo cuyo trabajo a distintos niveles está ayudando a descifrar los mecanismos del envejecimiento y a ampliar responsablemente los límites de lo posible. Esta obra es un intento de plasmar sus hallazgos en una visión de conjunto comprensible, coherente y orientada al futuro.

Ojalá este trabajo contribuya no sólo a profundizar en nuestra comprensión del envejecimiento celular, sino también a iniciar un diálogo sobre una nueva realidad médica: Una realidad en la que el envejecimiento no es sólo un destino, sino un reto al que se puede dar forma.

1. Introducción

El estudio del envejecimiento celular es una de las áreas más dinámicas e impactantes de la biociencia moderna. En un momento en que la esperanza de vida aumenta en todo el mundo y la prevalencia de las enfermedades asociadas a la edad aumenta al mismo tiempo, comprender los mecanismos celulares del envejecimiento es cada vez más importante. El envejecimiento celular es mucho más que un efecto biológico secundario del paso del tiempo; es un proceso activo con diversas consecuencias moleculares, funcionales y sistémicas que no sólo caracteriza el envejecimiento individual, sino también la patología colectiva de una sociedad. Nuevos descubrimientos científicos sugieren que el envejecimiento es un proceso en el que se puede influir de manera fundamental, y con ello posiblemente también en la esperanza de vida, la duración de la salud y la calidad del propio envejecimiento.

1.1 Definición: ¿Qué es el envejecimiento celular?

La senescencia celular describe un estado biológico altamente diferenciado en el que una célula pierde permanentemente su capacidad de dividirse y entra en un estado de persistencia funcional, que se acompaña de una pérdida de potencial proliferativo pero no de muerte celular inmediata. Más bien, la senescencia celular representa un punto final celular alternativo caracterizado por una serie de cambios estructurales, funcionales y moleculares. Este estado es irreversible, es decir, las células senescentes permanecen permanentemente en un estado no proliferativo sin entrar en la vía apoptótica ni volver a entrar en el ciclo celular. Conservan la actividad metabólica, pero ésta se altera de forma característica.

Las células senescentes muestran un aspecto morfológico significativamente alterado, que se caracteriza típicamente por una superficie celular agrandada, una forma celular aplanada y un aumento de los gránulos intracelulares. A nivel epigenético, se produce una profunda reprogramación de la cromatina, con una reorganización consecutiva de las regiones heterocromáticas y la formación de los denominados focos heterocromáticos asociados a la senescencia, que permiten el silenciamiento permanente de genes relevantes para la proliferación. Paralelamente, se modifican numerosas vías metabólicas. Por ejemplo, se produce una desregulación del metabolismo energético mitocondrial, un aumento de la formación de especies reactivas del oxígeno y la activación de cascadas específicas de transducción de señales que estabilizan la senescencia.

Reviste especial importancia el denominado fenotipo secretor asociado a la senescencia, en el que las células senescentes secretan un gran número de citocinas proinflamatorias, quimiocinas, factores de crecimiento y enzimas degradadoras de la matriz . Este complejo secretoma tiene efectos de gran alcance sobre el tejido circundante: puede reclutar células inmunitarias, establecer microambientes inflamatorios, perjudicar la función de las células vecinas y contribuir a la remodelación tisular. Si bien esta actividad secretora desempeña un papel importante en la cicatrización de heridas, el desarrollo embrionario y como mecanismo supresor de tumores en las primeras fases de la vida, su actividad persistente en la vejez conduce a la inflamación crónica, la pérdida de estructuras tisulares funcionales y el fomento de enfermedades asociadas a la edad, como la arteriosclerosis, la osteoporosis, la sarcopenia o los procesos neurodegenerativos.

El envejecimiento celular es, por tanto, un fenómeno bipolar con una marcada diferenciación funcional dependiente del tiempo. En la juventud, sirve de mecanismo protector esencial contra la división celular incontrolada y la transformación maligna, al convertir las células dañadas o estresadas en un estado de proliferación inactiva y evitar así desarrollos potencialmente oncogénicos. En conjunto, contribuye así a la integridad del organismo. Sin embargo, en la vejez, cuando la acumulación de células senescentes ya no puede controlarse adecuadamente debido a la disminución de la vigilancia inmunitaria, esta función protectora se invierte. La acumulación crónica de células senescentes en diversos tejidos favorece los procesos de remodelación patológica, microestados inflamatorios y la pérdida de capacidad regenerativa, lo que la convierte en un factor de riesgo sistémico para diversas enfermedades degenerativas.

La senescencia celular es, por tanto, un proceso clave del envejecimiento biológico que alberga tanto potencial terapéutico como retos considerables. La eliminación selectiva de las células senescentes, su reprogramación funcional o el bloqueo de sus productos de secreción nocivos figuran actualmente entre los planteamientos más prometedores de la medicina geriátrica de orientación molecular. Sin embargo, para ello es necesario conocer en profundidad las funciones dependientes del contexto y los mecanismos de control molecular que subyacen al envejecimiento celular. Sólo entonces podrá encauzarse este fenómeno bipolar de forma terapéuticamente significativa.

1.2 Desarrollo histórico del campo de investigación

El debate científico sobre el envejecimiento biológico de las células hunde sus raíces en la década de 1960, cuando Leonard Hayflick demostró en experimentos pioneros que los fibroblastos humanos no pueden proliferar indefinidamente in vitro, sino que alcanzan un estado estable de inactividad divisoria tras un determinado número de divisiones celulares. Este descubrimiento, que ha pasado a la historia de la biología celular con el nombre de "límite de Hayflick", refutó la hipótesis hasta entonces predominante de que las células somáticas pueden dividirse indefinidamente en principio y sentó las bases para la investigación sistemática de la senescencia celular. La prueba de que este proceso es reproducible y está intrínsecamente programado cambió radicalmente la comprensión del envejecimiento celular y abrió nuevas perspectivas sobre las bases biológicas del envejecimiento, la supresión de tumores y la diferenciación celular.

En las décadas siguientes, la investigación en este campo se profundizó y diferenció considerablemente. Un hito especialmente influyente fue el descubrimiento de los telómeros, las secuencias repetitivas de ADN en los extremos de los cromosomas que se acortan con cada división celular y representan una especie de reloj molecular de la vida útil celular. Cuando se alcanza una longitud crítica de los telómeros, se desencadena una señal de daño en el ADN que conduce a la inducción de la senescencia o la apoptosis a través de vías de señalización dependientes de p53. El acortamiento de los telómeros se identificó así como un elemento central del envejecimiento celular y sigue representando un modelo paradigmático de la limitación biológica de la proliferación celular.

Al mismo tiempo, las especies reactivas del oxígeno han pasado a primer plano como contribuyentes a los procesos de envejecimiento molecular. La acumulación de daños oxidativos en el ADN, las proteínas y las membranas se considera una de las fuerzas impulsoras de la degeneración funcional de las células envejecidas. Las mitocondrias, como principales productoras de tales moléculas reactivas, desempeñan aquí un papel clave, a la vez como fuente de estrés oxidativo y como estructura diana de los procesos de envejecimiento. En la actualidad, la disfunción mitocondrial se considera una característica central del envejecimiento, asociada al deterioro del metabolismo energético celular, la activación de vías de señalización inflamatorias y el fomento de la senescencia celular.

En los últimos años, también se ha prestado especial atención al papel de los cambios epigenéticos que se acumulan sistemáticamente a lo largo de la vida. La alteración de los patrones de metilación del ADN, las modificaciones de las histonas y los ARN no codificantes tiene efectos de gran alcance sobre la expresión génica y contribuye de forma significativa a la reprogramación funcional de las células que envejecen. Estos patrones epigenéticos no sólo son indicadores de la edad biológica, sino que también abren la posibilidad de una reprogramación terapéutica dirigida con el objetivo de ralentizar o incluso invertir el proceso de envejecimiento. El establecimiento de relojes epigenéticos, que pueden predecir la edad biológica de un individuo con un alto grado de precisión, supone un avance significativo en la investigación predictiva del envejecimiento.

Con la llegada de las modernas tecnologías de alto rendimiento, incluidos los análisis del transcriptoma, la secuenciación unicelular, la proteómica y la metabolómica, así como el uso de la inteligencia artificial y los métodos de análisis bioinformático, ahora es posible caracterizar las células envejecidas en su diversidad funcional y molecular con mucho más detalle que nunca. Estas tecnologías permiten reconocer el envejecimiento celular ya no como un proceso uniforme, sino como un espectro de estados dinámicos que difieren en función del tipo celular, el tejido, los factores ambientales y la disposición genética. Esta nueva biología sistémica del envejecimiento sienta las bases de una medicina geriátrica individualizada capaz de abordar específicamente los fenotipos de envejecimiento celular presentes en cada caso.

En su conjunto, el desarrollo científico desde el descubrimiento del límite de Hayflick hasta la cartografía molecular del núcleo celular envejecido representa un avance sin precedentes en el conocimiento que ha transformado fundamentalmente nuestra comprensión de los procesos biológicos del envejecimiento. El reto de los próximos años será traducir estos descubrimientos en intervenciones concretas y clínicamente útiles, ya sea para prolongar los años de vida sana, prevenir enfermedades degenerativas o restaurar las funciones celulares en la vejez.

1.3 Relevancia médica y social

La importancia médica del envejecimiento celular se debe a su papel central en el desarrollo de numerosas enfermedades crónicas asociadas a la vejez. Ya se trate de enfermedades cardiovasculares, procesos neurodegenerativos, cáncer, síndromes metabólicos o inmunodeficiencias relacionadas con la edad, la senescencia celular se reconoce cada vez más como el mecanismo fisiopatológico central de estas enfermedades. El envejecimiento de la población es también uno de los mayores retos del siglo XXI desde el punto de vista social. El consiguiente aumento de la morbilidad no sólo supone una carga considerable para el sistema sanitario, sino que también plantea cuestiones éticas, económicas y políticas. En este contexto, la modulación selectiva del envejecimiento celular parece ser un enfoque potencialmente revolucionario para prolongar la duración de la salud, prevenir las enfermedades relacionadas con la edad y redefinir el envejecimiento en su conjunto.

1.4 Objetivo

Este libro pretende ofrecer una descripción exhaustiva de las bases biológicas del envejecimiento celular y, al mismo tiempo, analizar los últimos avances de la investigación y las perspectivas terapéuticas resultantes. Se hace especial hincapié en los enfoques innovadores para influir en el proceso de envejecimiento a nivel celular y molecular . Entre ellos se incluyen estrategias farmacológicas como el desarrollo de senolíticos, la modulación genética mediante la tecnología CRISPR, la reprogramación epigenética y las intervenciones sistémicas mediante protocolos de ayuno, transfusiones de plasma o gestión del microbioma. Esta presentación se complementa con un examen crítico de las implicaciones éticas, jurídicas y sociales que se derivan de la posibilidad de manipular el envejecimiento celular de forma selectiva. La obra se organiza siguiendo una estructura clara: desde los fundamentos biológicos hasta las innovaciones clínicas y tecnológicas, pasando por las visiones de futuro y las cuestiones filosóficas. El objetivo es transmitir una comprensión profunda de los complejos mecanismos del envejecimiento celular y, al mismo tiempo, abrir una visión del potencial de la medicina rejuvenecedora.

2. Principios biológicos del envejecimiento celular

La comprensión del envejecimiento celular empieza por analizar sus bases biológicas, que están profundamente arraigadas en la arquitectura molecular de la célula. Los procesos de envejecimiento celular no se basan en un único mecanismo, sino en una compleja interacción de varios cambios bioquímicos y genéticos que se producen a lo largo del tiempo y conducen a un cambio irreversible en la función de la célula afectada. Estos procesos pueden ser desencadenados por factores ambientales externos como la radiación, las toxinas químicas o el estrés mecánico, pero también se producen como parte del metabolismo celular natural. En las últimas décadas se ha ido perfilando una imagen más precisa de qué señales moleculares causan el envejecimiento, cómo interactúan y qué consecuencias tienen para el tejido y el organismo en su conjunto.

2.1 Senescencia celular: definición y mecanismos

La senescencia celular es un estado en el que entran las células cuando ya no pueden dividirse, aunque siguen vivas. Se trata de una respuesta celular a diversos factores de estrés, en particular los daños en el ADN, el acortamiento de los telómeros y la señalización oncogénica. En este estado, las células pierden su capacidad de proliferación, pero liberan diversas citoquinas proinflamatorias, factores de crecimiento y enzimas proteolíticas, un fenómeno conocido como fenotipo secretor asociado a la senescencia. Estos factores tienen un efecto duradero en el entorno de las células senescentes y conducen a la inflamación crónica, el daño tisular y el deterioro de la regeneración. Aunque la senescencia cumple una importante función de supresión tumoral al desactivar células potencialmente peligrosas, su acumulación en la vejez puede contribuir a la patogénesis de muchas enfermedades crónicas.

2.2 Telómeros y telomerasa

Los telómeros son uno de los relojes biológicos centrales que determinan el proceso de envejecimiento de una célula. Son segmentos especiales de ADN formados por secuencias de nucleótidos no codificantes que se repiten varias veces. Están situados al final de cada cromosoma y cumplen una importante función protectora: los telómeros impiden que se pierda información genética importante durante la replicación del ADN. También protegen los extremos de los cromosomas para que no se unan con otros extremos del ADN, lo que se considera peligroso y podría provocar inestabilidad genética.

Cada vez que una célula se divide, el ADN de su núcleo se copia. Sin embargo, debido a las propiedades moleculares de la ADN polimerasa, la enzima que lleva a cabo este proceso de copia, la replicación en los extremos de los cromosomas no puede realizarse por completo. Este denominado "defecto de replicación de los extremos" hace que los telómeros pierdan una pequeña parte de su longitud con cada división celular. Esta pérdida gradual del ADN de los telómeros continúa con cada división celular posterior y actúa como una especie de cinta métrica molecular que documenta el historial de divisiones de la célula.

Si los telómeros caen por debajo de una determinada longitud mínima crítica, se pone en peligro la integridad estructural de los cromosomas. La célula interpreta esta situación como un daño en el ADN. Esto desencadena una respuesta celular que conduce a un estado de detención permanente de la división -conocido como senescencia- o a la muerte celular programada (apoptosis). Ambos procesos sirven como mecanismos de protección para eliminar las células genéticamente inestables que podrían suponer un riesgo para el tejido o el organismo en su conjunto.

En este contexto, reviste especial importancia la enzima telomerasa. Se trata de una enzima basada en ribonucleoproteínas que es capaz de alargar los telómeros añadiendo nuevas secuencias repetitivas al extremo del cromosoma. La telomerasa consta de una transcriptasa inversa (TERT) y un componente de ARN (TERC), que sirve de molde para la síntesis de ADN. La telomerasa está activa en las células madre embrionarias, en las células de la línea germinal y en algunas células madre adultas, donde garantiza la capacidad de división a largo plazo. En cambio, en la mayoría de las células somáticas del organismo adulto, la telomerasa está suprimida, lo que limita la capacidad de división de estas células.

La reactivación de la telomerasa en la mayoría de las células cancerosas es especialmente llamativa. Aquí sirve para mantener una capacidad de división celular ilimitada, típica del crecimiento tumoral incontrolado. Este conocimiento ha dado lugar a intensos debates sobre la utilización terapéutica de la telomerasa. Por un lado, existe la idea de activar específicamente la enzima para rejuvenecer las células envejecidas y ralentizar así el envejecimiento de los tejidos o las enfermedades degenerativas. Por otro lado, la activación de la telomerasa alberga el riesgo de estabilizar las células premalignas y favorecer su degeneración. La modulación controlada y selectiva de la actividad de la telomerasa es, por tanto, un objetivo clave de la investigación.

En la actualidad, muchos estudios se centran en el desarrollo de sustancias activas o métodos de ingeniería genética con los que se pueda activar la telomerasa de forma temporal y específica para cada tejido, idealmente sólo en células clasificadas hasta ahora como no malignas. Paralelamente, se están desarrollando estrategias que no se centran en la telomerasa en sí, sino en la estabilización de la estructura de los telómeros o en la protección contra el daño del ADN inducido por los telómeros. Se trata de pequeñas moléculas, ARN de interferencia o modificadores epigenéticos que pretenden influir positivamente en el estado de los telómeros sin aumentar simultáneamente el riesgo de desarrollo tumoral.

En conjunto, está claro que los telómeros y sus redes reguladoras no sólo son un marcador celular preciso de la edad biológica, sino también una de las dianas más prometedoras para futuras terapias antienvejecimiento. El reto consiste en distinguir entre el envejecimiento celular necesario, que sirve para prevenir el cáncer, y el patológico, el acortamiento prematuro de los telómeros, y actuar de forma diferenciada en términos terapéuticos.

2.3 Daños en el ADN y procesos de reparación

En el transcurso de la vida de una célula, se acumulan numerosos tipos de daños en el ADN, causados tanto por influencias externas como internas. Factores exógenos como las radiaciones ionizantes, la luz ultravioleta, las toxinas ambientales, los carcinógenos químicos y las infecciones víricas pueden alterar significativamente la estructura molecular del ADN. Pero, además, son sobre todo los procesos endógenos, como la fosforilación oxidativa en las mitocondrias, los que liberan continuamente especies reactivas del oxígeno (ERO) como parte del metabolismo energético celular. Estas ROS pueden atacar al ADN y causar daños oxidativos en bases individuales, roturas de hebra o incluso reordenamientos moleculares más complejos.

El alcance y el tipo de estos daños en el ADN están estrechamente relacionados con el envejecimiento celular. Las roturas de doble cadena, en las que se dañan simultáneamente las dos cadenas de la molécula de ADN, son especialmente importantes. Esta forma de daño se considera especialmente peligrosa, ya que compromete la integridad estructural del genoma y -si no se trata o se repara incorrectamente- puede dar lugar a aberraciones cromosómicas, pérdida de genes o funciones celulares incontroladas.

Para contrarrestar estos daños, la célula dispone de un sistema de reparación del ADN muy desarrollado y de múltiples capas, compuesto por diversas vías de señalización, complejos enzimáticos y proteínas reguladoras. Los mecanismos más importantes incluyen la recombinación homóloga (HR), en la que una secuencia de ADN idéntica o casi idéntica sirve como plantilla para la restauración exacta de la zona dañada, y la unión de extremos no homólogos (NHEJ), un mecanismo más rápido pero más propenso a errores en el que los extremos de las roturas de ADN se unen directamente. Además, existen otras vías de reparación especializadas como la reparación por escisión de bases (BER), la eliminación de dímeros de pirimidina a través de la vía de escisión de nucleótidos (NER) y la reparación de emparejamientos erróneos (MMR), todas ellas esenciales para mantener la estabilidad genómica.

Sin embargo, a medida que la célula y el organismo en su conjunto envejecen, la eficacia de estos mecanismos de reparación disminuye. Esto se debe a diversos factores, como el agotamiento de determinados componentes enzimáticos, los cambios epigenéticos en la estructura de la cromatina, el estrés oxidativo crónico y las disfunciones reguladoras dentro de las cascadas de señalización celular. Como resultado, se acumulan daños en el ADN que no pueden repararse o sólo pueden repararse de forma incompleta. La inestabilidad genómica resultante provoca un aumento de la tasa de errores en la división celular, la reactivación de elementos genéticos silenciados y, en última instancia, el inicio de procesos de senescencia.

La célula afectada interpreta el daño grave o persistente del ADN como una señal de peligro y activa un programa de protección que provoca el cese permanente de la división celular, lo que se conoce como senescencia celular. Este proceso está regulado en gran medida por el supresor tumoral p53, la proteína inhibidora de la cinasa dependiente de ciclinas p21 y el sensor de daño en el ADN γ-H2AX. El objetivo de este programa de emergencia celular es impedir la supervivencia de células genéticamente inestables y prevenir así el desarrollo de transformaciones malignas.

Sin embargo, la acumulación de células senescentes en el tejido también tiene consecuencias negativas con el aumento de la edad. Cambia el entorno celular, favorece la inflamación crónica y dificulta los procesos de regeneración. Esto pone de manifiesto que la disminución de la capacidad de reparar el ADN no sólo es un sello molecular del envejecimiento celular, sino que también contribuye activamente a los procesos fisiopatológicos que caracterizan el envejecimiento a nivel sistémico. La investigación de las redes de reparación del ADN y sus cambios relacionados con la edad es, por tanto, un objetivo central de la investigación sobre el envejecimiento, tanto para un mejor diagnóstico del envejecimiento biológico como para el desarrollo de estrategias terapéuticas específicas que puedan ralentizar o compensar los procesos de envejecimiento.

2.4 Disfunción mitocondrial y estrés oxidativo

Las mitocondrias, a menudo denominadas "centrales energéticas" de la célula, desempeñan un papel en el complejo proceso del envejecimiento celular que va mucho más allá del metabolismo energético. No sólo son responsables de la síntesis de trifosfato de adenosina (ATP) -la fuente de energía central de los procesos biológicos-, sino que también actúan como puntos de conmutación integrales de numerosas vías de señalización celular que determinan el destino y la función de la célula . Su importancia fundamental para el proceso de envejecimiento radica en que son esenciales para la supervivencia celular, pero también representan una fuente significativa de sustancias potencialmente dañinas para las células.

Como parte de la fosforilación oxidativa, la etapa final de la cadena respiratoria mitocondrial, se establece un gradiente electroquímico mediante el transporte de electrones a lo largo de la membrana mitocondrial interna, que impulsa la síntesis de ATP por la ATP sintasa. Sin embargo, este proceso conduce inevitablemente a la formación de las denominadas especies reactivas del oxígeno (ERO), como los aniones superóxido, el peróxido de hidrógeno o los radicales hidroxilo. Estas moléculas tienen un alto potencial de reacción y pueden interactuar químicamente con lípidos, proteínas y, en particular, con el ADN mitocondrial y nuclear, lo que provoca daños estructurales y alteraciones funcionales.

Las células jóvenes y sanas cuentan con un sistema de mecanismos de defensa antioxidantes muy bien afinado, que incluye enzimas como la superóxido dismutasa, la catalasa, la glutatión peroxidasa y diversos metabolitos antioxidantes. Estos sistemas mantienen bajo control la producción de ROS y protegen a la célula del daño oxidativo. Sin embargo, con la edad, este equilibrio pierde estabilidad. Por un lado, disminuye la eficacia de los sistemas de protección antioxidante, mientras que, por otro, aumenta la producción endógena de especies reactivas del oxígeno, en parte debido a defectos estructurales de la propia cadena mitocondrial de transporte de electrones.

Este proceso conduce a un estado de estrés oxidativo, que es una de las principales causas de la disfunción mitocondrial relacionada con la edad. Esto provoca daños en el ADN mitocondrial (ADNmt), peroxidación lipídica en las membranas, cambios estructurales en la crista mitocondrial y la liberación de factores proapoptóticos como el citocromo c. Como las mitocondrias tienen su propio ADN, que está menos protegido y reparado que el ADN nuclear, las mutaciones en el ADNmt se acumulan con especial rapidez. A su vez, estas mutaciones pueden tener un efecto negativo en la función de los complejos proteínicos mitocondriales, lo que pone en marcha un círculo vicioso de disfunción creciente.

La disfunción mitocondrial no sólo es problemática a nivel celular, sino que tiene consecuencias sistémicas de gran alcance. Las células con mitocondrias dañadas presentan una producción reducida de ATP, lo que perjudica el suministro energético de los procesos celulares esenciales. Al mismo tiempo, se activan las respuestas celulares al estrés, por ejemplo a través del eje p53 o de los programas UPR mitocondriales (unfolded protein response), que conducen a la inducción de señales de senescencia. Estas señales influyen a su vez en todo el entorno tisular y orgánico liberando sustancias mensajeras proinflamatorias y activando el sistema inmunitario, un fenómeno que se describe en el contexto del "inflammaging".

Además, las mitocondrias interactúan estrechamente con otros componentes celulares. Por ejemplo, la disfunción mitocondrial puede alterar la homeostasis del calcio, influir en los programas epigenéticos, inhibir los procesos de autofagia y perjudicar la comunicación entre orgánulos como el retículo endoplásmico, los lisosomas o el núcleo celular. De este modo, las mitocondrias defectuosas no sólo actúan como víctimas pasivas del envejecimiento, sino también como impulsoras activas de una pérdida de función sistémica que afecta a todos los tipos celulares, desde las células inmunitarias hasta las musculares y las neuronas.

Por todas estas razones, la salud mitocondrial se ha convertido en un objetivo central de la investigación sobre el envejecimiento. Los enfoques terapéuticos se centran en apoyar la biogénesis mitocondrial mediante la activación de PGC-1α, el uso de antioxidantes dirigidos a las mitocondrias como MitoQ o SkQ1, la promoción de la mitofagia para eliminar específicamente las mitocondrias dañadas y las estrategias de ingeniería genética para reparar el ADNmt. Los estudios actuales también se centran en los activadores farmacológicos de enzimas dependientes de NAD^+, como las sirtuinas, ya que pueden mejorar la función mitocondrial y regular vías de señalización estrechamente relacionadas con el envejecimiento celular.

En general, puede afirmarse que las mitocondrias no sólo deben considerarse productoras de energía, sino también centros de control de la célula que determinan el envejecimiento. Su disfunción actúa como amplificador del envejecimiento celular, ya que altera simultáneamente la producción de energía, la integridad genética, la respuesta al estrés y la comunicación con otros componentes celulares, un efecto dominó multifactorial que modifica profundamente el organismo envejecido a nivel molecular, celular y sistémico.

2.5 Cambios epigenéticos y envejecimiento

Además de las mutaciones genéticas y los daños estructurales del ADN, otro sistema de regulación celular se ha convertido en los últimos años en el centro de atención de la investigación sobre el envejecimiento: la epigenética. El término hace referencia a aquellos mecanismos moleculares que controlan la actividad de los genes sin alterar la secuencia de ADN subyacente.

A diferencia de la genética, que describe el "alfabeto" del material genético, la epigenética se ocupa de la "gramática", es decir, de las reglas que deciden qué genes se leen cuándo, dónde y en qué medida . Estos procesos son dinámicos, reversibles y están fuertemente influidos por factores ambientales, el estilo de vida y la edad.

Los mecanismos epigenéticos centrales comprenden tres grupos principales: En primer lugar, **la metilación del ADN**, en la que los grupos metilo se unen a las bases de citosina del ADN y pueden así inhibir o favorecer la transcripción de genes vecinos. En segundo lugar, **las modificaciones de las histonas**, es decir, los cambios químicos en las moléculas de proteína alrededor de las cuales se envuelve el ADN, que influyen en la accesibilidad de determinados segmentos génicos aflojando o condensando la cromatina. Y en tercer lugar, **los ARN** no codificantes, en particular los micro-ARN y los ARN no codificantes largos, que actúan como reguladores de la expresión génica, ejemplo impidiendo o estabilizando la traducción de los ARNm.

En el contexto del envejecimiento celular, pueden observarse cambios característicos en todas estas áreas. El cambio dependiente de la edad en el patrón de metilación del ADN ha sido particularmente bien estudiado. Mientras que en algunas zonas del genoma puede observarse una hipometilación global -es decir, una disminución de la metilación-, en determinadas regiones reguladoras se produce simultáneamente una hipermetilación. Estos cambios suelen afectar a genes responsables de procesos celulares centrales como la regulación del ciclo celular, la reparación del ADN, la apoptosis o la función inmunitaria. La pérdida de precisión epigenética -conocida como "deriva epigenética"- se reconoce ahora como una característica clave del envejecimiento biológico.

Un avance especialmente notable en este campo es el desarrollo de los llamados **relojes epigenéticos**. Se trata de modelos asistidos por ordenador que pueden determinar la edad biológica de una célula u organismo con un alto grado de precisión a partir de los patrones de metilación del ADN en sitios CpG específicos del genoma. Los modelos más conocidos son el reloj de Horvath, el reloj de Hannum y variantes más avanzadas como PhenoAge o GrimAge, que también tienen en cuenta factores de riesgo relacionados con la salud. Estos relojes epigenéticos proporcionan mucho más que información diagnóstica: también abren la posibilidad de cuantificar directamente el efecto de las intervenciones terapéuticas a nivel molecular.

Desde una perspectiva funcional, los cambios epigenéticos no son en absoluto una expresión puramente pasiva del envejecimiento, sino que desempeñan un papel activo en su desarrollo. Pueden contribuir a la reactivación de genes originalmente silenciados, como los retrotransposones o los programas específicos del desarrollo, lo que provoca inestabilidad y disfunciones. A la inversa, la inactivación involuntaria de genes supresores de tumores o de genes reparadores del ADN por mecanismos de silenciamiento epigenético puede aumentar el riesgo de enfermedades asociadas a la edad. En esta zona de tensión entre plasticidad reversible y desregulación incontrolada reside la especial importancia de los procesos epigenéticos para la investigación del envejecimiento.

Desde el punto de vista terapéutico, esto abre una vía prometedora para influir en la edad biológica. Los enfoques iniciales se centran en la **reprogramación epigenética**, cuyo objetivo es lograr un retorno parcial a un estado epigenético más juvenil mediante la activación selectiva de factores de transcripción específicos (como los factores Yamanaka), sin borrar por completo la identidad celular.

Otras estrategias se centran en pequeñas moléculas que pueden influir directamente en las modificaciones epigenéticas, por ejemplo inhibiendo las histonas desacetilasas o las ADN metiltransferasas. Sin embargo, estas intervenciones deben considerarse con gran cautela, ya que pueden dar lugar no sólo a efectos rejuvenecedores, sino también a aberraciones epigenéticas indeseables.

En general, puede afirmarse que los cambios epigenéticos representan un vínculo central entre el entorno, el metabolismo y la función celular. Contribuyen decisivamente a determinar el estado de envejecimiento celular y ofrecen una de las formas más elegantes de hacer visible, mensurable y, hasta cierto punto, controlable la progresión molecular del envejecimiento. La profundización en la investigación de estos mecanismos -especialmente en lo que se refiere a su potencial terapéutico- es sin duda uno de los campos más dinámicos y con mayor proyección de futuro de la investigación moderna sobre el envejecimiento.

2.6 Bibliografía (Capítulo 2)

Blackburn, E. H., Epel, E. S., & Lin, J. (2015). Human telomere biology: A contributory and interactive factor in aging, disease risks, and protection. *Science*, 350(6265), 1193-1198. https://doi.org/10.1126/science.aab3389

Campisi, J. (2013). Envejecimiento, senescencia celular y cáncer. *Annual Review of Physiology*, 75, 685-705. https://doi.org/10.1146/annurev-physiol-030212-183653

Childs, B. G., Durik, M., Baker, D. J., & van Deursen, J. M. (2015). Cellular senescence in aging and age-related disease: From mechanisms to therapy. *Nature Medicine*, 21(12), 1424-1435. https://doi.org/10.1038/nm.4000

Finkel, T., Serrano, M., & Blasco, M. A. (2007). La biología común del cáncer y el envejecimiento. *Nature*, 448(7155), 767-774. https://doi.org/10.1038/nature05985

Gomes, A. P., Price, N. L., & Sinclair, D. A. (2013). Detección de nutrientes, señalización metabólica y envejecimiento. *Cell*, 155(6), 1339-1355. https://doi.org/10.1016/j.cell.2013.11.037

Harman, D. (1956). Aging: Una teoría basada en la química de los radicales libres y la radiación. *Journal of Gerontology*, 11(3), 298-300. https://doi.org/10.1093/geronj/11.3.298

Hayflick, L. (1965). The limited in vitro lifetime of human diploid cell strains. *Experimental Cell Research*, 37(3), 614-636. https://doi.org/10.1016/0014-4827(65)90211-9

Lopez-Otin, C., Blasco, M. A., Partridge, L., Serrano, M., & Kroemer, G. (2013). Las señas de identidad del envejecimiento. *Cell*, 153(6), 1194-1217. https://doi.org/10.1016/j.cell.2013.05.039

Lu, A. T., Quach, A., Wilson, J. G., Reiner, A. P., Aviv, A., Raj, K., ... & Horvath, S. (2019). La metilación del ADN GrimAge predice fuertemente la esperanza de vida y la healthspan. *Aging*, 11(2), 303-327. https://doi.org/10.18632/aging.101684

Passos, J. F., & von Zglinicki, T. (2006). Radicales libres de oxígeno en la senescencia celular: ¿Son transductores de señales? *Free Radical Research*, 40(12), 1277-1283. https://doi.org/10.1080/10715760600911132

Shay, J. W., & Wright, W. E. (2019). Telómeros y telomerasa: Tres décadas de progreso. *Nature Reviews Genetics*, 20(5), 299-309. https://doi.org/10.1038/s41576-019-0099-1

Terman, A., & Brunk, U. T. (2006). Estrés oxidativo, acumulación de "basura" biológica y envejecimiento. *Antioxidants & Redox Signalling*, 8(1-2), 197-204. https://doi.org/10.1089/ars.2006.8.197

Vijg, J., & Suh, Y. (2013). Inestabilidad del genoma y envejecimiento. *Annual Review of Physiology*, 75, 645-668. https://doi.org/10.1146/annurev-physiol-030212-183715

3. Efectos sistémicos del envejecimiento celular

El envejecimiento celular no es un hecho aislado a nivel celular, sino que tiene efectos a nivel de tejidos enteros, órganos y, en última instancia, del organismo en su conjunto. A lo largo de la vida, en los distintos órganos y sistemas se acumulan células senescentes, cuyas actividades biológicas no sólo restringen su propia función, sino que también tienen un efecto duradero en el tejido circundante. Esta propagación sistémica de los procesos de envejecimiento celular interviene de forma significativa en el desarrollo de enfermedades asociadas a la edad y contribuye a la descompensación funcional gradual del organismo. Por lo tanto, es de vital importancia examinar de forma diferenciada los efectos de la senescencia celular en los distintos sistemas para obtener una comprensión holística del proceso de envejecimiento.

3.1 Inmunosenescencia y envejecimiento inflamatorio

El sistema inmunitario es uno de los sistemas más dinámicos y, al mismo tiempo, más sensibles del cuerpo humano. A lo largo de la vida, experimenta cambios estructurales y funcionales que van mucho más allá de una mera disminución de las defensas del organismo. Este fenómeno se conoce como **inmunosenescencia** y describe los procesos de remodelación relacionados con la edad que modifican fundamentalmente la función inmunitaria a nivel celular, molecular y sistémico. En la actualidad, la inmunosenescencia está reconocida como un factor clave del envejecimiento biológico: no sólo influye en la susceptibilidad a patógenos externos, sino que también tiene un impacto directo en el desarrollo de enfermedades crónicas degenerativas, procesos autoinmunes y desarrollo de tumores.

Una característica central de la inmunosenescencia es la disminución de la **respuesta inmunitaria adaptativa**, es decir, de aquellos mecanismos de defensa que se basan en el reconocimiento específico y la formación de memoria. **Los linfocitos T** se ven especialmente afectados, sobre todo los llamados *linfocitos T ingenuos*, que son necesarios para la respuesta inmunitaria primaria frente a nuevos patógenos. A medida que aumenta la edad, su número disminuye significativamente, lo que está relacionado, por un lado, con la regresión del timo (involución tímica) y, por otro, con la exposición crónica a antígenos a lo largo de la vida. Al mismo tiempo, se produce una proliferación de los denominados *clones de células T de diferenciación tardía, a menudo disfuncionales*, que con frecuencia son el resultado de una exposición vírica prolongada, como el citomegalovirus (CMV). **Las células B**, que producen anticuerpos, también muestran una menor diversidad, una menor maduración de la afinidad y una menor producción de anticuerpos con la edad, lo que contribuye en particular a debilitar la respuesta a la vacunación.

La respuesta inmunitaria innata, que sirve de primera barrera contra las infecciones, también se ve influida por el proceso de envejecimiento. Los granulocitos neutrófilos, los macrófagos y las células dendríticas muestran una menor capacidad de fagocitosis, presentación de antígenos y producción de citocinas con la edad. Además, se deteriora la comunicación entre los distintos tipos de células inmunitarias: las vías de señalización que normalmente permiten una respuesta coordinada a la infección o al daño tisular suelen estar desreguladas en la vejez. Paradójicamente, estos déficits funcionales suelen ir acompañados de **un aumento crónico pero ineficaz de la actividad inmunitaria**, que no sólo sobrecarga el tejido sino que también lleva al agotamiento de los sistemas reguladores.

Una característica especialmente llamativa y ahora bien documentada de la inmunosenescencia es el desarrollo de un **estado inflamatorio crónico de bajo umbral**, que se **ha dado en llamar "inflammaging"**. No se trata de una reacción inflamatoria aguda en el sentido clásico, sino de una disposición inflamatoria permanente, sistémica y subclínica que va acompañada de un aumento de la producción de citocinas proinflamatorias como la interleucina-6 (IL-6), el factor de necrosis tumoral alfa (TNF-α) y la proteína C reactiva (CRP). Esta inflamación es desencadenada esencialmente por **células senescentes** que, aunque ya no se dividen, desarrollan un fenotipo activo y secretor. Este llamado **fenotipo secretor asociado a la senescencia**

(SASP) se caracteriza por la liberación de sustancias mensajeras proinflamatorias, enzimas modificadoras de la matriz y quimiocinas, que tienen un impacto negativo en el tejido circundante.

La inflamación crónica causada por este mecanismo contribuye significativamente a la progresión de muchas enfermedades relacionadas con la edad. Entre ellas figuran **la arteriosclerosis**, la **diabetes de tipo 2**, **la enfermedad de Alzheimer**, la **sarcopenia** y la **osteoporosis**, así como el aumento del desarrollo tumoral como consecuencia de la estimulación permanente de los procesos de división celular en el microentorno inflamatorio. La firma inflamatoria también tiene un efecto negativo en la regeneración: Los nichos de células madre se alteran, los procesos de cicatrización se ralentizan y el tejido se renueva de forma incompleta o incorrecta.

En conjunto, está claro que la inmunosenescencia no es un fenómeno aislado del sistema de defensa, sino parte integrante del envejecimiento sistémico. Está en diálogo directo con los procesos endocrinos, metabólicos y neurológicos e intensifica el envejecimiento a múltiples niveles. La modulación selectiva de los procesos de envejecimiento inmunológico -por ejemplo, mediante senolíticos, intervenciones inmunometabólicas o reprogramación epigenética- es, por tanto, una de las estrategias centrales de la medicina geriátrica moderna. Al mismo tiempo, los programas de vacunación personalizados, los diagnósticos inmunológicos precoces y las intervenciones en el estilo de vida son cada vez más importantes para prevenir las deficiencias inmunitarias relacionadas con la edad.

3.2 Envejecimiento del sistema nervioso

El sistema nervioso central es uno de los sistemas orgánicos más afectados por el proceso de envejecimiento. Esta especial vulnerabilidad puede explicarse por varios factores: por un lado, existe una capacidad regenerativa extremadamente baja, ya que **las neuronas** diferenciadas ya no suelen ser capaces de división celular en la edad adulta. En segundo lugar, estas células permanecen metabólicamente muy activas durante décadas y, por tanto, están permanentemente bajo la influencia del estrés oxidativo, el estrés energético y los mecanismos de reparación celular. Por lo tanto, incluso los trastornos funcionales o daños estructurales de menor importancia pueden tener un impacto significativo en la integridad de la red neuronal y el rendimiento cognitivo.

Con la edad se produce una **pérdida gradual de plasticidad sináptica**, es decir, de la capacidad del sistema nervioso para adaptarse estructural y funcionalmente a nuevos estímulos, procesos de aprendizaje o lesiones. Esta disminución afecta tanto a la densidad y eficacia de las conexiones sinápticas como a la dinámica de transmisión de señales entre neuronas. Este proceso es especialmente relevante en el **hipocampo**, una zona crucial para la formación de la memoria y la orientación espacial . No sólo disminuye la actividad sináptica con la edad, sino también la **neurogénesis**, es decir, la formación de nuevas células nerviosas a partir de células madre neuronales en la zona subgranular del giro dentado. La zona subventricular, que participa en la formación de neuronas olfativas, también muestra una reducción de su actividad regenerativa dependiente de la edad.

Estas limitaciones funcionales van acompañadas de una **acumulación de proteínas neurotóxicas**, en particular **beta-amiloide** y **tau hiperfosforilada**. En su forma patológica, estas proteínas no pueden degradarse lo suficiente, se depositan entre o dentro de las células nerviosas y perjudican su estructura, la transmisión de señales y la capacidad de supervivencia. Estos cambios no sólo están asociados al envejecimiento cognitivo normal, sino que también constituyen la base molecular de enfermedades neurodegenerativas como la enfermedad de Alzheimer o la demencia frontotemporal.

Un elemento del envejecimiento neuronal cada vez más investigado es el papel **de las células senescentes en el sistema nervioso central**. Contrariamente a lo que se ha supuesto durante mucho tiempo, la senescencia celular no sólo afecta a los tipos de células proliferativas, sino que **las células postmitóticas** también pueden desarrollar fenotipos similares a la senescencia. **Los astrocitos**, las **células**

microgliales y, ocasionalmente, **las células precursoras de los oligodendrocitos** son especialmente importantes en este caso. Estos tipos de células gliales realizan tareas esenciales para la homeostasis neuronal: regulan el medio iónico, limpian los fragmentos celulares dañados, controlan las reacciones inflamatorias y modifican las redes sinápticas.

Con el aumento de la edad, **la microglía** en particular muestra una orientación proinflamatoria activada crónicamente, en la que libera cada vez más citoquinas como IL-1β, TNF-α o IL-6. Esta activación permanente, unida a una pérdida de capacidad fagocítica, conduce a un **microentorno inflamatorio** que no sólo perjudica la función de las neuronas circundantes, sino que también inhibe la neurogénesis y la plasticidad sináptica. Un patrón similar puede observarse en los **astrocitos senescentes**, que pierden sus funciones tróficas y producen cada vez más los denominados **componentes SASP** (senescence-associated secretory phenotype). Estos componentes pueden aumentar el estrés oxidativo, desestabilizar las mitocondrias e interrumpir la comunicación neuronal.

La suma de estos procesos conduce a un estado de **disfunción neuronal**, que puede manifestarse clínicamente en forma de falta de memoria, déficit de atención, procesamiento más lento de la información y aumento de la inestabilidad emocional. Al mismo tiempo, la inflamación crónica aumenta la susceptibilidad a **enfermedades**

neurodegenerativas como la enfermedad de Alzheimer, la enfermedad de Parkinson o la esclerosis lateral amiotrófica (ELA). Se supone que la progresión neurodegenerativa se intensifica por la interacción de predisposiciones genéticas con factores ambientales relacionados con la edad y mediados por la senescencia.

Los modelos experimentales actuales sugieren que la **eliminación** selectiva **de las células senescentes en el SNC** -mediante senolíticos selectivos, por ejemplo- podría tener efectos neuroprotectores. En modelos animales, estas intervenciones han mejorado las funciones cognitivas, reducido los marcadores inflamatorios y restaurado, al menos parcialmente, la plasticidad neuronal. Sin embargo, el reto en la aplicación clínica radica en la complejidad del sistema nervioso central: las intervenciones en las redes gliales pueden tener efectos secundarios no deseados, sobre todo si las células senescentes desempeñan simultáneamente funciones protectoras. Por ello, las estrategias terapéuticas correspondientes aún se encuentran en fase preclínica o de pruebas clínicas tempranas, acompañadas de una intensificación de la investigación sobre seguridad, precisión de los objetivos y efectos a largo plazo.

En general, está claro que el envejecimiento del sistema nervioso central no es un fenómeno lineal de degradación, sino más bien una interacción muy compleja entre remodelación estructural, reorganización funcional, estrés proteotóxico y desregulación inmunológica. En este contexto, la modulación selectiva de las poblaciones de células senescentes en el cerebro representa un enfoque prometedor, aunque difícil, para mantener o restaurar la salud cognitiva en la vejez.

3.3 Procesos de envejecimiento de la piel, el sistema cardiovascular y los músculos

El envejecimiento del cuerpo humano no es sólo un proceso biológico interno, sino que también es claramente visible en diversos tejidos y órganos. Es especialmente notable en la piel, pero los cambios profundos en el sistema cardiovascular y los músculos esqueléticos también caracterizan el cuadro clínico del envejecimiento. Todos ellos tienen en común la presencia creciente de células senescentes, que contribuyen al envejecimiento sistémico no sólo por la pérdida de funciones, sino también por su influencia activa en su microentorno.

La piel se considera uno de los modelos mejor estudiados para observar el envejecimiento celular en los tejidos, ya que es directamente accesible como cubierta externa del cuerpo y los signos de envejecimiento son visibles. En la dermis y la epidermis, las limitaciones funcionales de varios tipos de células, en particular **fibroblastos, queratinocitos** y **melanocitos**, se producen con el aumento de la edad. Los fibroblastos senescentes muestran una menor capacidad de proliferación y una menor producción de matriz extracelular, en particular colágeno, elastina y ácido hialurónico. Esto conduce a una degradación estructural, flacidez de la piel, arrugas y menor resistencia a las influencias mecánicas.

Los queratinocitos pierden su capacidad de diferenciarse y regenerarse rápidamente con la edad, lo que retrasa considerablemente la cicatrización de las heridas y deteriora la función de barrera de la piel. Los melanocitos, responsables de la formación de pigmento, muestran una distribución y función desiguales, lo que provoca los típicos cambios de pigmentación. A esto hay que añadir el aumento de la liberación de mediadores proinflamatorios por parte de las células senescentes de la piel, en particular por parte de las SASP (senescence-associated secretory phenotype), lo que crea un microambiente inflamatorio. Esto no sólo contribuye al envejecimiento de los tejidos, sino que también aumenta la susceptibilidad a los tumores cutáneos, ya que la activación permanente de vías de señalización como NF-κB y p38-MAPK se asocia a una mayor tolerancia a las mutaciones y a la estimulación del crecimiento.

El sistema cardiovascular también muestra cambios pronunciados relacionados con la edad que son de naturaleza tanto estructural como funcional. Las **células endoteliales**, que recubren la pared interna de los vasos sanguíneos, así como **las células musculares lisas** y los **fibroblastos adventiciales** de las paredes vasculares, se ven especialmente afectadas. Con la edad, las células endoteliales pierden su capacidad de vasodilatación, en particular debido a una menor producción de óxido nítrico (NO), que es un mediador clave de la vasodilatación. Al mismo tiempo, disminuye la capacidad de respuesta a las señales reguladoras de la presión arterial, lo que da lugar a una desregulación del tono dependiente del endotelio.

Las células endoteliales senescentes liberan mayores cantidades de factores proinflamatorios y profibróticos, lo que favorece el reclutamiento de células inmunitarias y el depósito de componentes de la matriz extracelular en la pared vascular. El resultado es la **rigidez vascular**, el **engrosamiento de la íntima** y la **arteriosclerosis**, que aumentan significativamente el riesgo de **hipertensión, infarto de miocardio, ictus** y **enfermedad oclusiva arterial periférica**. El propio miocardio también está sujeto a cambios relacionados con la edad: La capacidad regenerativa del corazón tras un episodio isquémico es limitada debido a la menor actividad de las células progenitoras de cardiomiocitos y al aumento de la fibrosis. Además, los fibroblastos cardíacos de la vejez muestran un cambio en su perfil de secreción hacia una expresión rica en matriz y promotora de la inflamación.

Los músculos esqueléticos no sólo se vuelven más débiles con la edad, sino también estructuralmente más inestables, un proceso que se resume bajo el término **sarcopenia**. Este término describe la pérdida de masa, fuerza y función muscular relacionada con la edad. Además del declive cuantitativo, el cambio cualitativo de las fibras musculares desempeña un papel decisivo. Se ven especialmente afectadas las fibras de tipo II (fibras musculares de contracción rápida), que se degradan selectivamente con la edad, mientras que las fibras de tipo I (fibras de contracción lenta) se conservan relativamente mejor. La causa es una combinación de **disfunción mitocondrial, inflamación crónica de bajo grado (inflammaging)** y **cambios hormonales**, por ejemplo en el eje andrógeno, hormona del crecimiento e IGF-1.

Un papel central lo desempeñan **las células satélite senescentes**, es decir, las células madre de la musculatura, que son responsables del crecimiento muscular y de la regeneración tras una distensión o lesión en organismos jóvenes. Con la edad, estas células pierden su capacidad de dividirse y su potencial de diferenciación, lo que limita gravemente la regeneración tras un traumatismo muscular. La disminución de la masa muscular funcional conlleva **una reducción de la movilidad, inestabilidad postural** y un aumento significativo del riesgo de **caídas, fracturas** y **necesidad de cuidados**, especialmente en el contexto de la multimorbilidad y la fragilidad.

En conjunto, estos tres sistemas tisulares (piel, sistema cardiovascular y musculatura) demuestran de forma impresionante el gran impacto que el envejecimiento celular puede tener en la funcionalidad biológica. Por ello, la modulación selectiva de las células senescentes en estos tejidos se considera un enfoque terapéutico prometedor. En modelos preclínicos, el uso de senolíticos ha permitido mejorar la estructura de los tejidos, la capacidad regenerativa y la función de los órganos. No obstante, es necesario seguir investigando para trasladar estos enfoques de forma segura y eficaz a la aplicación clínica.

3.4 Resumen tabular de las características de envejecimiento específicas de los tejidos basado en el contenido detallado del texto.

Características del envejecimiento específicas de cada tejido

Tejido/órgano	Tipos de células	Cambios celulares	Consecuencias funcionales
Piel	Fibroblastos, queratinocitos, melanocitos	Reducción de la proliferación, reducción de la producción de matriz extracelular, aumento de la actividad SASP.	Arrugas, pérdida de elasticidad, retraso en la cicatrización de heridas, mayor susceptibilidad a los tumores
Sistema cardiovascular	Células endoteliales, células musculares lisas,	Disfunción endotelial, reducción de la producción de	Arteriosclerosis, hipertensión, mayor riesgo de infarto de miocardio e ictus,

Tejido/órgano	Tipos de células	Cambios celulares	Consecuencias funcionales
	fibroblastos vasculares	NO, rigidez vascular, secreción proinflamatoria	menor capacidad regenerativa
Músculos esqueléticos	Fibras musculares (tipo I y II), células satélite	Disfunción mitocondrial, inflamación crónica, pérdida de la capacidad regenerativa	Sarcopenia, movilidad restringida, mayor riesgo de caídas y fracturas, necesidad de cuidados

3. Envejecimiento celular y cáncer

La relación entre el envejecimiento celular y el cáncer es compleja y polifacética; la mejor manera de describirla es como ambivalente. Mientras que la senescencia celular en su función original puede considerarse un **mecanismo protector de tumores**, en determinadas condiciones también tiene **efectos pro-tumorales** que aumentan el riesgo de desarrollo y progresión de enfermedades malignas. Esta doble función contradictoria hace de la senescencia un elemento especialmente crítico para comprender la biología tumoral de los organismos más viejos.

La capacidad de las células senescentes para **detener permanentemente su división** tan pronto como son reconocidas como potencialmente peligrosas debido a daños en el ADN, señales oncogénicas o acortamiento de los telómeros es el núcleo del efecto preventivo del cáncer. Esta detención irreversible del ciclo celular impide la proliferación incontrolada de células genéticamente inestables y, por tanto, representa una importante barrera contra la transformación maligna. Mecánicamente, este proceso está mediado por supresores tumorales centrales como **p53, p21** y **p16INK4a**, que actúan como "centinelas" moleculares y controlan activamente el inicio de la senescencia. En los organismos jóvenes, este mecanismo es muy eficaz y contribuye decisivamente a la **prevención de tumores**.

Sin embargo, con la edad cambia el papel de las células senescentes en el entorno tisular. A diferencia de las células apoptóticas, que se eliminan rápidamente, las células senescentes suelen permanecer en el tejido durante períodos más largos, ya que su eliminación inmunitaria -en particular por las células asesinas naturales y los macrófagos- se vuelve menos eficaz con la edad. Las acumulaciones celulares resultantes desarrollan un **fenotipo secretor** característico **asociado a la senescencia (SASP)**, que se caracteriza por la liberación de numerosas moléculas bioactivas, como **citoquinas proinflamatorias (por , IL-6, IL-8, TNF-α), factores de crecimiento (por ejemplo, VEGF) y enzimas modificadoras de la matriz (por ejemplo, MMP)**.

Este **microambiente inflamatorio, inmunológicamente activo y alterador de los tejidos** caracterizado por el SASP puede tener un efecto **promotor de tumores** en determinadas circunstancias. Estimula **la angiogénesis**, es decir, la formación de nuevos vasos sanguíneos que alimentan el crecimiento tumoral; promueve la **transición epitelio-mesénquima**, un paso crítico en la metástasis; favorece **los procesos de remodelación tisular** que desestabilizan la matriz extracelular; e incluso puede inducir **la proliferación de células premalignas vecinas** al suministrarles señales promitogénicas. Esto resulta especialmente problemático en los tejidos de las personas mayores, donde las células senescentes pueden acumularse durante décadas sin ser eliminadas eficazmente. Esta **presencia crónica de células senescentes** se considera cada vez más un factor de riesgo central para el **desarrollo de tumores de manifestación tardía en la vejez**.

Además, muchas terapias oncológicas, como la **radioterapia o determinados agentes quimioterapéuticos**, también **inducen senescencia** por sí mismas, un fenómeno conocido como **senescencia inducida por la terapia (TIS)**. Aunque la TIS puede ser útil en la lucha aguda contra los tumores porque impide que las células malignas se dividan, tiene efectos potencialmente nocivos a largo plazo: Las células tumorales senescentes pueden, en raras ocasiones, reanudar la división, lo que puede provocar la **reaparición del tumor (recaída)**. Además, el TIS altera el

microentorno tumoral, lo que puede contribuir a la **resistencia a la terapia**, la **activación de la inflamación** e incluso la reprogramación de las células vecinas.

En este campo de tensión entre los efectos protectores y promotores de los tumores, la **eliminación** selectiva **de las células senescentes** -en particular mediante los llamados **senolíticos-** se está convirtiendo cada vez más en el centro de la investigación oncológica. Los primeros modelos experimentales muestran que la eliminación de las células senescentes tras la quimioterapia puede reducir el desarrollo de tumores secundarios y mejorar la regeneración de los tejidos. También se está ensayando el uso de senolíticos en combinación con inhibidores de puntos de control inmunitarios o terapias antiangiogénicas. Sin embargo, este enfoque no está exento de riesgos: la eliminación indiferenciada de las células senescentes también podría neutralizar **los efectos protectores** o provocar **reacciones inmunitarias indeseables**.

Por tanto, el futuro del tratamiento de los tumores podría residir en el **control individualizado y dinámico de los procesos de senescencia**, con una consideración precisa de cuándo y dónde debe inducirse, estabilizarse o eliminarse terapéuticamente la senescencia. Este concepto requiere diagnósticos diferenciados, marcadores de senescencia fiables, una mejor caracterización del espectro SASP y un conocimiento más profundo de las interacciones celulares en el microentorno tumoral.

3.6 Estudios actuales

La senescencia celular y el cáncer son objeto de un escrutinio científico cada vez más intenso, no sólo por su conexión teórica, sino sobre todo por las crecientes evidencias experimentales de los estudios actuales. Varios proyectos internacionales de investigación están arrojando luz sobre el complejo papel de las células senescentes en la biología del cáncer y su posible relevancia terapéutica.

Un ejemplo especialmente revelador es el de un grupo de investigación de **la Charité de Berlín**, que descubrió que las células tumorales pueden entrar en un estado senescente tras la quimioterapia. Este estado, en principio considerado terapéuticamente deseable porque inhibe el crecimiento de las células tumorales, se revela posteriormente potencialmente peligroso. Algunas de estas células mostraron capacidad para reactivarse e incluso desarrollaron características más agresivas, lo que puede provocar resistencia a la terapia y recaídas a largo plazo. El cambio asociado en el microambiente tumoral se discute como un factor crítico para la recurrencia de los tumores.

En el marco **del proyecto SASKit**, financiado por el Ministerio Federal de Educación e Investigación, científicos alemanes investigan el papel de las células senescentes en relación con el cáncer de páncreas y el ictus isquémico . El objetivo de este proyecto es desarrollar un sistema de diagnóstico molecular que identifique las células senescentes en una fase temprana para posibilitar una terapia personalizada. La atención se centra en el desarrollo de los llamados biomarcadores de senescencia, que podrían ser relevantes para el diagnóstico del cáncer, así como para la evaluación de la edad biológica y la progresión de la enfermedad.

Otros estudios se han centrado en el **uso de senolíticos en modelos animales**. Por ejemplo, la aplicación tópica del senolítico ABT-263 en la piel de ratones envejecidos mostró una mejora significativa en la cicatrización de heridas. Al mismo tiempo, se redujeron los signos de senescencia celular en la piel, lo que indica un efecto directo de la sustancia sobre las poblaciones de células senescentes. Estos resultados indican que la eliminación selectiva de las células senescentes puede tener efectos regenerativos no sólo cosméticos, sino también funcionales, un concepto que puede trasladarse a los tejidos oncológicos.

Otra línea de investigación está dedicada a los posibles **efectos neuroprotectores de los senolíticos**. Por ejemplo, el dasatinib y la quercetina se están investigando en estudios clínicos en relación con enfermedades neurodegenerativas, en las que las células senescentes también se han identificado como estructuras diana fisiopatológicamente relevantes. Dado que las células senescentes aparecen tanto en las enfermedades degenerativas cerebrales ( ) como en los tumores, donde tienen efectos proinflamatorios similares, de estos estudios también pueden extraerse conclusiones para la oncología.

También se ha desarrollado un conjunto internacional de normas, las llamadas **directrices MICSE**, para la estandarización metodológica. Éstas sirven para estandarizar la identificación, cuantificación y análisis funcional de las células senescentes in vivo. La aplicación de estas directrices en la investigación oncológica permite registrar los procesos de senescencia de forma más diferenciada, investigar sistemáticamente sus interacciones con las células tumorales y controlar las terapias de forma más selectiva.

En conjunto, esta investigación actual demuestra que la manipulación selectiva de las células senescentes -ya sea mediante su eliminación, reprogramación o control inmunológico- puede ser un enfoque terapéutico prometedor, pero también complejo y arriesgado, en oncología. El factor decisivo no será sólo el "si", sino sobre todo el "cuándo", el "dónde" y el "cómo" de tales intervenciones. Sólo mediante un conocimiento profundo del microentorno asociado a la senescencia, la reversibilidad de las formas individuales de senescencia y la interacción con el sistema inmunitario será posible utilizar con éxito y seguridad esta estrategia en oncología clínica.

3.7 Comparación de los efectos inhibidores y promotores de tumores de las células senescentes

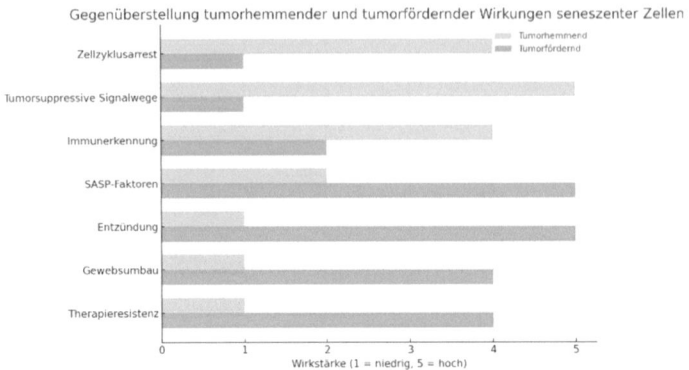

3. El envejecimiento como factor de riesgo de enfermedades crónicas

La pérdida de función de células, tejidos y sistemas orgánicos relacionada con la edad es uno de los mecanismos fisiopatológicos clave en el desarrollo y la progresión de las enfermedades crónicas. Este proceso no es el resultado aleatorio del agotamiento biológico, sino el resultado de complejos cambios moleculares que conducen a la desestabilización sistemática de las funciones fisiológicas en el curso del envejecimiento. En el centro de estos cambios se encuentra la senescencia celular, un estado en el que las células pierden su capacidad de dividirse, pero permanecen metabólicamente activas y desarrollan un secretoma proinflamatorio y reactivo a los tejidos. La acumulación de estas células en diversos tejidos representa un factor de riesgo clave para numerosas enfermedades crónicas, que se presentan con mayor frecuencia, sobre todo en la vejez.

Los síndromes metabólicos, en particular **la diabetes mellitus de tipo 2**, figuran entre las enfermedades más comunes estrechamente asociadas a las células senescentes. En este contexto, se ha demostrado que los adipocitos senescentes y las células inmunológicamente activas del tejido adiposo visceral favorecen la inflamación crónica y reducen la sensibilidad a la insulina del tejido. Al mismo tiempo, perjudican la función de las células β pancreáticas y favorecen una homeostasis disfuncional de la glucosa. Además, se ha demostrado que las células senescentes del endotelio vascular y del hígado pueden contribuir al desarrollo de un estado metabólico resistente a la insulina.

Las enfermedades degenerativas del sistema musculoesquelético también están estrechamente relacionadas con el envejecimiento celular. En la **artrosis**, por ejemplo, se ha demostrado una acumulación de condrocitos senescentes en la matriz del cartílago articular. Estas células no sólo pierden su capacidad de sintetizar proteoglicanos y colágeno, sino que también segregan enzimas metalizantes de la matriz, citocinas y factores proinflamatorios que aceleran la degradación del cartílago. En la **osteoporosis**, a su vez, los osteoblastos y osteocitos senescentes alteran el equilibrio entre la formación y la resorción óseas, lo que provoca una disminución de la resistencia ósea y un mayor riesgo de fractura.

En el ámbito de **la función pulmonar**, se ha estudiado especialmente bien el papel del envejecimiento celular en la patogénesis de **la enfermedad pulmonar obstructiva crónica (EPOC)**. El tejido pulmonar de los pacientes con EPOC contiene un mayor número de células epiteliales senescentes, fibroblastos y células inmunitarias, que mantienen una reacción inflamatoria crónica y al mismo tiempo impiden la reparación de las estructuras alveolares. Además, la fibrosis inducida por la SASP deteriora la elasticidad del tejido pulmonar, lo que restringe gravemente el intercambio gaseoso.

Otro ejemplo es **la degeneración macular asociada a la edad**, en la que se acumulan células senescentes en el epitelio retiniano y la estructura vascular de la retina. Estas células favorecen la formación de mediadores inflamatorios y la disfunción vascular, lo que conduce a la degeneración de las capas fotorreceptoras y, en última instancia, a la pérdida irreversible de visión. También en este caso, la senescencia no es un mero correlato pasivo, sino un motor patogénico activo.

En el campo de **la enfermedad renal** crónica, se ha demostrado que las células senescentes en los epitelios tubulares de y en los capilares peritubulares provocan un estado inflamatorio persistente que deteriora la capacidad de filtración del riñón a largo plazo. La reducida capacidad regenerativa de las células madre y progenitoras renales se ve aún más suprimida por el entorno inflamatorio, lo que conduce a un círculo vicioso de pérdida funcional y daño estructural.

Además, una proporción significativa de estas enfermedades **no se presenta de forma aislada**, sino como parte de un **síndrome multimórbido relacionado con la edad**. Este síndrome se caracteriza por la existencia simultánea de varias afecciones crónicas, cuyo refuerzo mutuo provoca una creciente inestabilidad funcional del organismo. La senescencia celular actúa como denominador común: combina cambios estructurales de los tejidos, desregulación inmunológica, trastornos metabólicos y desregulación epigenética para formar un cuadro clínico global que va mucho más allá de la suma de sus partes.

A la vista de estos hallazgos, parece científicamente justificado y clínicamente significativo entender el envejecimiento celular no sólo como un fenómeno concomitante del envejecimiento, sino también como un **mecanismo fisiopatológico central** de las enfermedades crónicas. Esta perspectiva abre nuevos enfoques diagnósticos y terapéuticos: la **modulación** selectiva **de las poblaciones de células senescentes**, ya sea eliminándolas mediante senolíticos, inhibiendo los componentes proinflamatorios del SASP o reprogramando su identidad epigenética, ofrece una prometedora oportunidad para ralentizar la progresión de las enfermedades, preservar las capacidades funcionales y desarrollar medidas preventivas. En una sociedad que envejece y en la que las enfermedades crónicas se están convirtiendo cada vez más en una carga importante para las personas y los sistemas sanitarios, esta estrategia representa una opción de futuro.

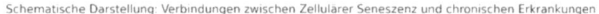
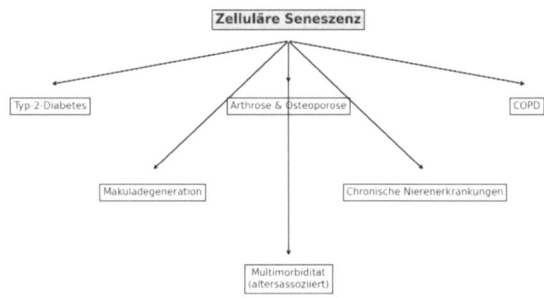

3.9 Bibliografía (Capítulo 3)

Akbar, A. N., y Henson, S. M. (2011). ¿Están la senescencia y el agotamiento entrelazados o son procesos no relacionados que comprometen la inmunidad? *Nature Reviews Immunology*, 11(4), 289-295.
https://doi.org/10.1038/nri2959

Baker, D. J., Wijshake, T., Tchkonia, T., Lebrasseur, N. K., Childs, B. G., van de Sluis, B., ... & van Deursen, J. M.

(2011). La eliminación de células senescentes p16Ink4a-positivas retrasa los trastornos asociados al envejecimiento. *Nature*, 479(7372), 232-236. https://doi.org/10.1038/nature10600

Campisi, J. (2014). Envejecimiento, senescencia celular y cáncer. *Annual Review of Physiology*, 75, 685-705. https://doi.org/10.1146/annurev-physiol-030212-183653

Childs, B. G., Gluscevic, M., Baker, D. J., Laberge, R. M., Marquess, D., Dananberg, J., & van Deursen, J. M. (2017). Células senescentes: Una diana emergente para las enfermedades del envejecimiento. *Nature Reviews Drug Discovery*, 16(10), 718-735. https://doi.org/10.1038/nrd.2017.116

Furman, D., Campisi, J., Verdin, E., Carrera-Bastos, P., Targ, S., Franceschi, C., ... & Slavich, G. M. (2019). Inflamación crónica en la etiología de la enfermedad a lo largo de la vida. *Nature Medicine*, 25(12), 1822-1832. https://doi.org/10.1038/s41591-019-0675-0

Kirkland, J. L., Tchkonia, T., Zhu, Y., Niedernhofer, L. J., & Robbins, P. D. (2017). El potencial clínico de los fármacos senolíticos . *Journal of the American Geriatrics Society*, 65(10), 2297-2301. https://doi.org/10.1111/jgs.14969

Lopez-Otin, C., Blasco, M. A., Partridge, L., Serrano, M., & Kroemer, G. (2013). Las señas de identidad del envejecimiento. *Cell*, 153(6), 1194-1217. https://doi.org/10.1016/j.cell.2013.05.039

McHugh, D., & Gil, J. (2018). Senescencia y envejecimiento: Causas, consecuencias y vías terapéuticas. *The Journal of Cell Biology*, 217(1), 65-77.
https://doi.org/10.1083/jcb.201708092

Xu, M., Palmer, A. K., Ding, H., Weivoda, M. M., Pirtskhalava, T., White, T. A., ... & Kirkland, J. L. (2015). Targeting senescent cells enhances adipogenesis and metabolic function in old age. *eLife*, 4, e12997.
https://doi.org/10.7554/eLife.12997

Zhu, Y., Tchkonia, T., Pirtskhalava, T., Gower, A. C., Ding, H., Giorgadze, N., ... & Kirkland, J. L. (2015). El talón de Aquiles de las células senescentes: Del transcriptoma a los fármacos senolíticos. *Aging Cell*, 14(4), 644-658.
https://doi.org/10.1111/acel.12344

4. Diagnóstico y medición del envejecimiento celular

El diagnóstico preciso del envejecimiento celular es un requisito clave para el desarrollo y la aplicación de intervenciones terapéuticas específicas. Mientras que antes la edad se definía principalmente en términos de tiempo cronológico -es decir, la edad natural-, ahora es posible diferenciar la edad biológica utilizando indicadores moleculares y funcionales. Este avance es especialmente relevante en el contexto de la medicina individualizada, ya que en muchos casos la edad biológica se correlaciona mejor con el funcionamiento real de los órganos, la morbilidad y la esperanza de vida que la edad cronológica. La evaluación diagnóstica de los procesos de envejecimiento celular se basa en un enfoque multidimensional que integra parámetros moleculares, epigenéticos, celulares y sistémicos.

4.1 Biomarcadores del envejecimiento celular

La identificación, validación y aplicación de biomarcadores adecuados para registrar los procesos de envejecimiento celular es uno de los objetivos de mayor importancia estratégica en la investigación moderna sobre el envejecimiento. Los biomarcadores son parámetros biológicos mensurables que permiten registrar de forma cuantitativa y reproducible determinados estados fisiológicos o cambios patológicos. En el contexto del envejecimiento celular, son cada vez más importantes, no sólo para la descripción pura de los procesos biológicos, sino también como base para el diagnóstico preventivo, la planificación de terapias individualizadas y la evaluación de intervenciones específicas contra el envejecimiento.

La senescencia celular es un fenotipo complejo que no puede identificarse claramente por una sola molécula, sino que se caracteriza por la interacción de varios cambios biológicos. Entre los más importantes figuran la detención irreversible del ciclo celular, la remodelación de la cromatina, los cambios en el perfil secretor y la acumulación de daños en el ADN. En consecuencia, los biomarcadores disponibles son diversos y reflejan diferentes dimensiones del envejecimiento celular.

Un marcador clásico y frecuentemente utilizado es la **β-galactosidasa asociada a la senescencia** (SA-β-Gal), una enzima lisosomal cuya actividad aumenta significativamente en las células senescentes. La determinación se realiza normalmente mediante tinción histoquímica a pH 6,0 y permite identificar células senescentes en secciones de tejido o cultivos celulares. Sin embargo, a pesar de su uso generalizado, este método se considera más bien cualitativo y susceptible de dar resultados falsos positivos en determinadas condiciones de estrés.

Además, cada vez se utilizan más **marcadores moleculares** de la detención del ciclo celular, en particular los

inhibidores del ciclo celular $p16^{INK4a}$ y $p21^{CIP1/WAF1}$. Estas proteínas actúan como reguladores negativos de las quinasas dependientes de ciclinas y son mediadores esenciales del fenotipo senescente. Su expresión está fuertemente aumentada en las células senescentes, lo que las convierte en marcadores robustos para el análisis transcripcional y la inmunohistoquímica. Sin embargo, ni siquiera estos marcadores son completamente específicos, ya que también pueden expresarse en otras condiciones de estrés celular.

Otro indicio fiable del envejecimiento celular es la aparición de **daños** persistentes **en el ADN**, sobre todo en forma de los denominados **focos de daño en el ADN**, que pueden visualizarse mediante variantes de histonas fosforiladas como **γ-H2AX**. Estos marcadores reflejan en particular las roturas de doble cadena que se producen como consecuencia del estrés oxidativo, el acortamiento de los telómeros o el agotamiento replicativo. En combinación con la detección de 53BP1 o ATR, estas señales se utilizan a menudo para evaluar la inestabilidad genómica de las células senescentes.

Además de estos marcadores estructurales y reguladores, hay una serie de **indicadores sistémicos** que se consideran **marcadores indirectos del envejecimiento celular**. Entre ellos figuran principalmente **citocinas inflamatorias como la interleucina-6 (IL-6), el factor de necrosis tumoral-α (TNF-α)** y **la proteína C reactiva (PCR)**.

Estas proteínas son componentes del denominado **SASP (senescence-associated secretory phenotype)** y reflejan la carga inflamatoria sistémica asociada a la acumulación de células senescentes en el tejido. Su medición en sangre ofrece una forma práctica de evaluar la actividad inflamatoria, aunque con una especificidad tisular limitada.

Más recientemente, también se han utilizado como parámetros complementarios **marcadores funcionales mitocondriales** como la dinámica del potencial de membrana, la producción de ATP o los niveles de estrés oxidativo (las concentraciones de ROS), ya que la disfunción mitocondrial se considera un signo clave del envejecimiento celular. Además, los **marcadores epigenéticos**, en particular los patrones de metilación del ADN, se resumen en los llamados **relojes epigenéticos**, que pueden determinar la edad biológica de un organismo con un alto grado de precisión.

Lo más importante en este caso no es la detección aislada de marcadores individuales, sino la **combinación de varios parámetros de diagnóstico**, que juntos permiten una evaluación diferenciada del estado de envejecimiento. **Los paneles de biomarcadores multidimensionales** que combinan información estructurada sobre la detención del ciclo celular, la inflamación, la función mitocondrial, los daños en el ADN y la firma epigenética se utilizan, por tanto, en estudios científicos y, cada vez más, también en aplicaciones clínicas. Estos enfoques multimodales abren la posibilidad no sólo de describir retrospectivamente los procesos de envejecimiento, sino también de evaluarlos prospectivamente, por ejemplo en el contexto de estudios sobre terapias senolíticas o regenerativas.

En el futuro, estos biomarcadores podrían utilizarse no sólo como herramientas de investigación, sino también como parte integrante de la medicina geriátrica personalizada. Su aplicación estandarizada en el diagnóstico, el seguimiento de la evolución y la estratificación del riesgo permitiría ampliar sustancialmente el ámbito de actuación médica, pasando de enfoques puramente sintomáticos a una prevención e intervención proactivas y basadas en la biología.

Schematische Übersicht: Biomarker der Zellalterung nach funktionellen Kategorien

Zellzyklusarrest
- p16^INK4a^
- p21^CIP1/WAF1^

Enzymatische Aktivität
- SA-β-Galactosidase

DNA-Schäden
- γ-H2AX
- 53BP1

Entzündungsmediatoren
- IL-6
- TNF-α
- CRP

Mitochondriale Dysfunktion
- ATP-Level
- ROS
- Membranpotenzial

Epigenetische Marker
- DNA-Methylierungsmuster
- Epigenetische Uhr

Schematische Übersicht: Biomarker der Zellalterung nach funktionellen Kategorien

Zellzyklusarrest
- p16^INK4a^
- p21^CIP1/WAF1^

Enzymatische Aktivität
- SA-β-Galactosidase

DNA-Schäden
- γ-H2AX
- 53BP1

Entzündungsmediatoren
- IL-6
- TNF-α
- CRP

Mitochondriale Dysfunktion
- ATP-Level
- ROS
- Membranpotenzial

Epigenetische Marker
- DNA-Methylierungsmuster
- Epigenetische Uhr

4.2 Relojes epigenéticos y estimación de la edad biológica

Un área especialmente innovadora y en dinámico crecimiento del diagnóstico biomédico del envejecimiento es el uso de **relojes epigenéticos** para la estimación cuantitativa de la edad biológica. Este concepto se basa en la constatación de que determinados **patrones de metilación del ADN**, es decir, las modificaciones químicas de bases de citosina individuales en sitios CpG específicos del genoma, cambian sistemáticamente y de forma altamente reproducible a lo largo de la vida. Estos cambios epigenéticos se producen en patrones ordenados, en parte lineales, en parte curvilíneos, y reflejan no sólo el envejecimiento cronológico, sino también una serie de influencias ambientales y relacionadas con el estilo de vida que pueden acelerar o ralentizar el envejecimiento biológico de un individuo.

El núcleo de este método es el análisis de un gran número de sitios CpG en el genoma -normalmente entre varios cientos y miles de posiciones- cuyo estado de metilación se determina mediante métodos de secuenciación o hibridación de alta resolución. A partir de estos datos, se utilizan **modelos bioinformáticos** y **aprendizaje automático** para calcular la denominada **edad epigenética** a partir de los patrones de metilación individuales. Esto se interpreta como una estimación de la edad biológica real del organismo, independiente de la edad cronológica en años.

El primer reloj epigenético de este tipo fue desarrollado por **Steve Horvath** en 2013 y desde entonces se conoce como el **Reloj Horvath**. Se basa en 353 sitios CpG que muestran una correlación consistente con la edad en diferentes tipos de tejidos. Poco después le siguió el **reloj de Hannum**, que se calibró principalmente con muestras de sangre y, por tanto, tiene una mayor especificidad tisular. En los años siguientes, estos modelos se complementaron con variantes más complejas, como el **reloj PhenoAge**, que integra parámetros clínicos de laboratorio además del patrón epigenético, y el **reloj GrimAge**, que también tiene en cuenta marcadores de metilación de factores de riesgo como el tabaquismo, las tendencias inflamatorias o los niveles hormonales de . Estos relojes más recientes permiten no sólo estimar la edad biológica, sino también **predecir la morbilidad, la función cognitiva, el estado funcional y los riesgos de mortalidad.**

Cabe destacar especialmente la observación de que la discrepancia entre la edad epigenética calculada y la edad cronológica real -también conocida como **aceleración de la edad epigenética-** es clínicamente muy relevante. Los estudios demuestran que los individuos con una edad epigenética superior a la edad cronológica tienen un riesgo significativamente mayor de padecer enfermedades crónicas como enfermedades cardiovasculares, diabetes mellitus, enfermedades neurodegenerativas y ciertos tipos de cáncer. Además, el envejecimiento epigenético acelerado se correlaciona con limitaciones funcionales como la reducción de la velocidad de la marcha, déficits cognitivos, reducción de la función pulmonar y aumento de la fragilidad.

Un ejemplo destacado de reloj epigenético es el **reloj de Hannum**, que -también publicado en 2013- se calibró específicamente para la **sangre periférica**, a diferencia del reloj de Horvath. Se basa en el análisis de **71 sitios CpG** cuyos patrones de metilación se correlacionan estrechamente con la edad cronológica. El objetivo de este modelo es la **estimación de la edad específica de la sangre**, lo que lo hace especialmente adecuado para estudios centrados en biomarcadores hematológicos o parámetros inflamatorios sistémicos . Debido a su sensibilidad a los parámetros sanguíneos, el reloj de Hannum permite una evaluación relativamente precisa de la edad biológica en el sistema hematológico, aunque es menos transferible a otros tejidos.

También se han detectado correlaciones en el ámbito de la salud mental: Las personas con depresión, estrés crónico o trastorno de estrés postraumático suelen mostrar patrones de envejecimiento epigenético acelerados. Por el contrario, se ha observado que factores positivos como la actividad física regular, una dieta sana, unas relaciones sociales estables y abstenerse del consumo de tabaco se asocian a un envejecimiento epigenético más lento.

Hoy en día, **las aplicaciones de los relojes epigenéticos** van mucho más allá de la investigación básica. En la investigación preclínica, sirven como **parámetros sustitutos de la eficacia de las intervenciones antienvejecimiento**, por ejemplo en el ensayo de senolíticos, metformina, rapamicina o restricción calórica. En el futuro, podrían utilizarse en estudios clínicos para la **estratificación del riesgo**, el **diagnóstico precoz de enfermedades asociadas al envejecimiento** y el **seguimiento de la terapia**. También están atrayendo cada vez más la atención de la medicina preventiva individualizada, ya que representan una medida objetiva del impacto biológico de los factores ambientales y de estilo de vida.

Al mismo tiempo, la metodología no está exenta de desafíos. La estandarización de los procedimientos de medición, la interpretación de las diferencias específicas de tejidos y poblaciones y la diferenciación entre cambios epigenéticos reversibles e irreversibles son objeto de debates actuales en el ámbito de la investigación. Las cuestiones éticas, por ejemplo en relación con las afirmaciones predictivas y sus consecuencias sociales, también requieren una evaluación diferenciada.

En conjunto, sin embargo, el uso de relojes epigenéticos supone un avance decisivo en la comprensión y el registro cuantitativo del proceso de envejecimiento. No sólo aportan una nueva perspectiva sobre la edad biológica, sino que también crean una base científicamente sólida para la toma de decisiones terapéuticas en el ámbito del conflicto entre prevención, regeneración y longevidad.

4.3 Procedimientos de imagen y diagnóstico molecular

Además de los métodos de análisis de biología molecular y epigenética, **las técnicas de imagen** desempeñan un papel cada vez más importante en el diagnóstico de los procesos de envejecimiento. Estos métodos ofrecen la ventaja decisiva de que pueden visualizar cambios estructurales y funcionales directamente en el tejido o en el organismo en su conjunto. Esto permite no sólo realizar mediciones selectivas, sino también afirmaciones integradoras sobre la **integridad de los tejidos**, el **rendimiento funcional** y la **distribución espacial de los cambios relacionados con la edad**.

En la práctica clínica se utilizan sobre todo **técnicas de imagen no invasivas**, como **los ultrasonidos de alta** resolución, la **resonancia magnética (RM)** y **la tomografía computerizada (TC)**. Con su ayuda se puede registrar un gran número de parámetros estructurales del envejecimiento. Por ejemplo, los cambios en la **estructura de la piel**, como la reducción del grosor de la dermis o la pérdida de elasticidad subcutánea, pueden visualizarse en alta resolución, un procedimiento que se utiliza sobre todo en el contexto del diagnóstico estético o dermatológico de la edad.

La densidad ósea también puede determinarse con precisión mediante TC cuantitativa o técnicas especiales de RM (por , secuencias de mapeo T1ρ o T2 basadas en RM). Estos parámetros permiten el diagnóstico precoz de la osteoporosis y proporcionan información sobre la resistencia funcional del sistema óseo. Igualmente informativo es el registro de la **rigidez vascular**, por ejemplo midiendo la velocidad de la onda del pulso o analizando la elasticidad de las grandes arterias mediante ecografía Doppler o IRM. Dado que el envejecimiento vascular es un importante factor de riesgo de enfermedades cardiovasculares, este método no sólo tiene relevancia médica diagnóstica, sino también preventiva.

Además de estos métodos estructurales y funcionales, **las técnicas de imagen molecular** también están adquiriendo cada vez más importancia. Un ejemplo destacado es **la tomografía por emisión de positrones (PET)**, que permite visualizar en tiempo real procesos metabólicos e inmunológicos en el organismo vivo. En combinación con ligandos marcados radiactivamente, pueden visualizarse **focos inflamatorios, estrés oxidativo** o **tasas de proliferación** celular, parámetros estrechamente relacionados con **la actividad de las células senescentes**. Por ejemplo, la PET se ha utilizado con éxito para detectar la actividad de los componentes inflamatorios del SASP in vivo o para localizar células senescentes en entornos tumorales.

Otra área pionera **son las tecnologías moleculares unicelulares de alta dimensión**, en particular **la secuenciación de ARN unicelular (scRNA-seq)** y los **enfoques proteómicos unicelulares** relacionados. Estos métodos permiten analizar **la heterogeneidad de las poblaciones celulares envejecidas** con un nivel de resolución hasta ahora inalcanzable. Al registrar simultáneamente los patrones de transcripción o proteína de miles de células individuales, es posible identificar subpoblaciones de células senescentes, caracterizarlas funcionalmente y analizar sus interacciones dependientes del microentorno. Estos hallazgos son de gran importancia no sólo para la investigación básica, sino también para el desarrollo de estrategias terapéuticas dirigidas , ya que proporcionan puntos de partida para la eliminación selectiva, la reprogramación o la inmunomodulación de las células senescentes.

La integración de las técnicas de imagen con los métodos de diagnóstico biológico molecular y el análisis de datos asistido por ordenador -por ejemplo, mediante el reconocimiento de patrones basado en la inteligencia artificial o la fusión de datos multimodales- abre así nuevas perspectivas para el registro preciso, específico para cada tejido y dinámico del proceso de envejecimiento biológico. En un futuro previsible, estas tecnologías no sólo podrían servir como herramientas de investigación, sino que también podrían utilizarse de forma rutinaria en forma de protocolos clínicos estandarizados, tanto en medicina geriátrica como en el diagnóstico preventivo de individuos sanos.

Esto anuncia una nueva era en el diagnóstico del envejecimiento, en la que la atención ya no se centra en la edad cronológica, sino en la **calidad biológica real de los tejidos y las células**, visualizada mediante una combinación de imágenes, análisis moleculares e integración inteligente de datos. Este avance supone un paso decisivo hacia una medicina geriátrica personalizada y predictiva.

4.4 Limitaciones y retos en la aplicación clínica

A pesar de los notables progresos realizados en los últimos años en el campo del diagnóstico del envejecimiento celular, siguen existiendo retos fundamentales que limitan la amplia aplicabilidad clínica y la comparabilidad científica de los procedimientos pertinentes. Estos retos afectan tanto al plano metodológico como al interpretativo, conceptual y ético, y ponen de relieve que el diagnóstico del envejecimiento se encuentra aún en una fase de desarrollo y consolidación dinámicos.

Un problema metodológico clave reside **en la falta de normalización de los biomarcadores y los protocolos de medición utilizados**. Muchos de los marcadores utilizados actualmente -incluidos $p16^{INK4a}$, SA-β-galactosidasa, γ-H2AX o interleucina-6- se registran en distintos estudios y en condiciones diferentes. Las muestras proceden de distintos tipos de células o tejidos, se someten a métodos de preparación y tinción variables o se basan en valores umbral de interpretación divergentes. Esto dificulta considerablemente **la comparación de los resultados de los estudios** y limita su validez con respecto a las normas clínicamente transferibles. Además, muchos métodos de medición son sólo semicuantitativos o cualitativos, por lo que son susceptibles de influencias subjetivas o artefactos técnicos.

Además, se plantea la cuestión de la **relevancia biológica y clínica de cada uno de los marcadores de senescencia**, sobre todo teniendo en cuenta que cada vez se sabe más que las células senescentes pueden desempeñar **diferentes funciones** en distintos contextos. Mientras que en los tejidos jóvenes suelen desempeñar una función protectora -por ejemplo, impidiendo la división celular incontrolada o favoreciendo la cicatrización de heridas-, en el organismo que envejece desarrollan cada vez más **propiedades patógenas**, como la inducción de inflamaciones crónicas o la inhibición de procesos regenerativos. Esta **ambivalencia funcional** hace difícil categorizar claramente una determinada señal de senescencia como promotora de enfermedad o preservadora de la salud y requiere una evaluación diferenciada en el contexto fisiológico respectivo.

Otro problema sin resolver es la limitada **integración de múltiples marcadores en modelos de diagnóstico coherentes**. Mientras que muchos estudios se centran en parámetros individuales, una caracterización precisa del estado biológico del envejecimiento requeriría el desarrollo de **modelos multidimensionales** que tengan en cuenta simultáneamente parámetros celulares, moleculares, sistémicos y de imagen. Dichos modelos tendrían que entrenarse utilizando métodos de aprendizaje automático u otros métodos bioinformáticos para poder deducir afirmaciones válidas sobre la dinámica del envejecimiento, los riesgos de enfermedad o la respuesta terapéutica a partir de patrones de datos complejos . Sin embargo, en la actualidad siguen faltando cohortes suficientemente amplias y representativas, conjuntos de datos normalizados y valores de referencia fiables que permitan una amplia aplicación clínica.

Además, se plantean cada vez más **problemas éticos, sociales y normativos** que hasta ahora sólo se han aclarado parcialmente. La posibilidad de determinar la edad biológica de un individuo independientemente de su edad cronológica plantea cuestiones que van mucho más allá del campo de la medicina. En concreto, se plantean nuevos retos en los ámbitos de la **industria aseguradora**, la **evaluación de la aptitud sanitaria en el trabajo** y la **justicia social**. Por ejemplo, el uso de relojes epigenéticos o marcadores de riesgo basados en la senescencia podría dar lugar a la discriminación de personas biológicamente "mayores", por ejemplo a la hora de calcular primas, elegir carrera o ser admitido en ensayos clínicos. También sigue sin respuesta la cuestión de cómo tratar los resultados predictivos para los que aún no hay consecuencias terapéuticas.

Al mismo tiempo, el registro diferenciado, preciso y a largo plazo de los procesos de envejecimiento también abre **inmensas oportunidades**: la identificación de individuos de alto riesgo, la detección precoz de enfermedades asociadas a la edad, el seguimiento de las intervenciones preventivas y la planificación terapéutica individualizada pueden mejorarse notablemente mediante **diagnósticos personalizados del envejecimiento**. Esto se aplica tanto a las enfermedades crónicas clásicas como a los nuevos enfoques terapéuticos en geriatría, oncología, inmunología y medicina regenerativa.

A pesar de todos los obstáculos existentes, se perfila una tendencia clara: el diagnóstico del envejecimiento celular está pasando de ser un instrumento puramente experimental de la investigación biogerontológica a convertirse en **una herramienta estratégica de la medicina predictiva**. Sin embargo, para explotar plenamente este potencial, se requieren esfuerzos conjuntos: consorcios de investigación interdisciplinarios, iniciativas internacionales de normalización, directrices éticas y marcos normativos que garanticen el manejo responsable y justo de esta nueva dimensión diagnóstica. Por tanto, el envejecimiento celular no es sólo una cuestión biológica, sino también social, y su medición diferenciada es un paso decisivo en el camino hacia una asistencia sanitaria más eficaz, individualizada y orientada al futuro.

4.5 Bibliografía (Capítulo 4)

Baker, D. J., Childs, B. G., Durik, M., Wijers, M. E., Sieben, C. J., Zhong, J., ... & van Deursen, J. M. (2016). Naturally occurring p16Ink4a-positive cells shorten healthy lifespan. *Nature*, 530(7589), 184-189. https://doi.org/10.1038/nature16932

Bell, C. G., Lowe, R., Adams, P. D., Baccarelli, A. A., Beck, S., Bell, J. T., ... & Horvath, S. (2019). Relojes de envejecimiento de la metilación del ADN: Retos y recomendaciones. *Genome Biology*, 20, 249. https://doi.org/10.1186/s13059-019-1824-y

Field, A. E., Robertson, N. A., Wang, T., Havas, A., Ideker, T., & Adams, P. D. (2018). Relojes de metilación del ADN en el envejecimiento: Categorías, causas y consecuencias. *Molecular Cell*, 71(6), 882-895. https://doi.org/10.1016/j.molcel.2018.08.008

Horvath, S. (2013). Edad de metilación del ADN de tejidos y tipos celulares humanos. *Genome Biology*, 14(10), R115. https://doi.org/10.1186/gb-2013-14-10-r115

Jylhävä, J., Pedersen, N. L., & Hägg, S. (2017). Predictores biológicos de la edad. *EBioMedicine*, 21, 29-36. https://doi.org/10.1016/j.ebiom.2017.06.005

Kowald, A., y Kirkwood, T. B. L. (2016). Se puede programar el envejecimiento? Una revisión crítica de la literatura. *Aging Cell*, 15(6), 986-998. https://doi.org/10.1111/acel.12464

Levine, M. E., Lu, A. T., Quach, A., Chen, B. H., Assimes, T. L., Bandinelli, S., ... & Horvath, S. (2018). Un biomarcador epigenético del envejecimiento para la esperanza de vida y la salud. *Aging*, 10(4), 573-591. https://doi.org/10.18632/aging.101414

Lopez-Otin, C., Blasco, M. A., Partridge, L., Serrano, M., & Kroemer, G. (2013). Las señas de identidad del envejecimiento. *Cell*, 153(6), 1194-1217. https://doi.org/10.1016/j.cell.2013.05.039

Ogrodnik, M., Miwa, S., Tchkonia, T., Tiniakos, D., Wilson, C. L., Lahat, A., ... & Passos, J. F. (2017). Cellular senescence drives age-dependent hepatic steatosis. *Nature Communications*, 8, 15691. https://doi.org/10.1038/ncomms15691

Tasaki, M., Sugimoto, M., Murakami, Y., Tsuji, Y., Tanimura, A., Takeda, H., ... & Kanai, Y. (2022). Multiomics monitoring of drug response in senescent human cells. *Nature Communications*, 13, 2395.

https://doi.org/10.1038/s41467-022-29956-5

5. Enfoques terapéuticos para influir en el envejecimiento celular

La constatación de que el envejecimiento celular no es sólo un proceso degenerativo irreversible, sino que puede influirse en él e incluso invertirse parcialmente, ha iniciado un cambio de paradigma fundamental en la investigación biomédica. Mientras que los conceptos médicos tradicionales se orientaban hacia el tratamiento de los síntomas de las enfermedades relacionadas con la edad, las nuevas estrategias terapéuticas se centran en la modulación selectiva del propio envejecimiento celular. El objetivo de esta medicina geriátrica basada en la intervención es prolongar la llamada "duración de la salud", es decir, el periodo de la vida durante el cual una persona permanece libre de enfermedades crónicas graves. Los enfoques van desde modificaciones del comportamiento e intervenciones farmacológicas hasta procedimientos genéticos y celulares de gran complejidad. A continuación se describen en detalle las estrategias terapéuticas más importantes y prometedoras disponibles en la actualidad.

5.1 Protocolos de restricción calórica y ayuno

Entre los enfoques no farmacológicos para ralentizar el envejecimiento celular y promover un envejecimiento saludable, la **restricción calórica** desempeña un papel destacado. Se trata de reducir la ingesta diaria de energía entre un 20%

y un 40% en comparación con una dieta ad libitum, siempre que se sigan suministrando todos los micronutrientes esenciales en cantidades suficientes para evitar la desnutrición. Este principio de reducción de la alimentación en función de la energía se ha investigado en un gran número de estudios con animales y es una de las formas de intervención mejor documentadas en gerontología experimental.

En **roedores, peces e insectos** en particular, pero también en **primates no humanos**, se observó una **prolongación significativa de la vida media y máxima** como resultado de la restricción calórica a largo plazo. Además, se produjo un marcado **retraso en la aparición de enfermedades relacionadas con la edad**, entre ellas el cáncer, las enfermedades cardiovasculares, las enfermedades neurodegenerativas y los trastornos metabólicos como la diabetes de tipo 2. Los procesos relacionados con la inflamación, que se consideran responsables del envejecimiento inflamatorio, también se atenuaron con la restricción calórica.

Los mecanismos biológicos subyacentes a estos efectos son complejos e interactúan a varios niveles celulares. Uno de los cambios centrales es la **reducción de las especies reactivas del oxígeno (ROS**), que se producen como subproducto de la respiración mitocondrial y, en exceso, provocan daños en el ADN, alteraciones en las proteínas y peroxidación lipídica. El estrés oxidativo se reduce mediante la restricción calórica , que tiene un efecto positivo sobre la

estabilidad del genoma, la **función mitocondrial** y la **integridad de la membrana celular**.

Además, la restricción calórica mejora **la sensibilidad a la insulina** y reduce los niveles circulantes de insulina e IGF-1, un efecto que va acompañado de una ralentización de las vías de señalización oncogénicas y asociadas al crecimiento. Al mismo tiempo**, se activan los procesos de limpieza celular**, en particular **la autofagia**, es decir, la degradación selectiva de orgánulos dañados, proteínas mal plegadas y componentes celulares disfuncionales. Esta "eliminación de residuos" intracelulares es esencial para mantener la homeostasis celular y normalmente disminuye con la edad. La restricción calórica contrarresta esta pérdida de función.

La reprogramación epigenética inducida por la restricción calórica no es menos significativa. Se trata de cambios en la metilación del ADN, la modificación de las histonas y la expresión de los ARN no codificantes, que modulan la actividad de los genes de forma que se asocia a una mejor función celular, una mayor vida útil de las células y una mayor resistencia al estrés. En particular, se activan **vías de señalización como mTOR (mechanistic target of rapamycin), AMPK (AMP-activated protein kinase)** y la familia de **las sirtuinas**, que actúan como sensores moleculares centrales de la disponibilidad de energía, el estado de los nutrientes y el estrés celular . Estos sensores están estrechamente relacionados con la regulación de la división celular, la reparación del ADN, el metabolismo y los procesos de senescencia.

Estrechamente relacionadas con la restricción calórica están las **diversas formas de ayuno intermitente**, en las que no se reduce la cantidad total de calorías durante un periodo de tiempo prolongado, sino que se modula **la distribución temporal de la ingesta de alimentos**. Entre los protocolos más comunes se incluyen **la alimentación restringida en el tiempo** (el modelo 16:8, en el que sólo se ingieren alimentos durante una ventana de 8 horas cada día), el **ayuno alternante** (alternando entre días de ayuno y días con una dieta normal) o **el ayuno periódico**, en el que se programan uno o dos días de ayuno por semana.

En modelos animales, estas estrategias han mostrado efectos moleculares similares a la restricción calórica clásica, en particular en lo que respecta a la activación de la AMPK, la inhibición de la vía de señalización mTOR y la estimulación de las sirtuinas. **En los primeros estudios clínicos en seres humanos** también se han observado efectos positivos: Se ha documentado una reducción de los marcadores inflamatorios, una mejora de los perfiles de lípidos y glucosa, una normalización de la presión arterial y una disminución del estrés oxidativo, así como **una posible reducción de la carga de senescencia** en determinadas poblaciones celulares, por ejemplo en los linfocitos y las células endoteliales vasculares.

Al mismo tiempo, estos protocolos parecen **más fáciles de integrar en la vida cotidiana** que la restricción calórica permanente, ya que a menudo no requieren una restricción continua de la cantidad de alimentos ingeridos, sino sólo del tiempo dedicado a comer. Esto podría aumentar su aceptación en grupos de población más amplios y allanar el camino hacia una **prevención no farmacológica de las enfermedades relacionadas con la edad.**

Sin embargo, a pesar de estas perspectivas prometedoras, también es necesario actuar con cautela: Aún no se conocen del todo los efectos a largo plazo de los protocolos de ayuno intermitente **sobre el envejecimiento celular en humanos**, ni tampoco sus efectos en diferentes grupos de edad, géneros, patrones de enfermedad o disposiciones genéticas. En consecuencia, se necesitan más estudios para definir la **duración, frecuencia e intensidad óptimas de** tales intervenciones.

En general, puede afirmarse que tanto la restricción calórica como las formas intermitentes de ayuno se encuentran actualmente entre las intervenciones más prometedoras del estilo de vida para modular específicamente los procesos de envejecimiento a nivel celular. Su efecto se despliega no sólo a través de la reducción de la carga calórica, sino sobre todo a través del control preciso **de las redes de señalización celular**, que influyen significativamente en la edad biológica y, por tanto, en la funcionalidad y la calidad de vida en la edad avanzada.

5.2   Antioxidantes y complementos alimenticios

Dado que **el estrés oxidativo** desempeña un papel central en el proceso de envejecimiento celular, tiene sentido abordar terapéuticamente este punto. El estrés oxidativo está causado por un desequilibrio entre la producción de especies reactivas del oxígeno (ERO) y la capacidad del organismo para neutralizarlas con la ayuda de mecanismos antioxidantes. Las ROS se producen principalmente en las mitocondrias como subproducto de la fosforilación oxidativa, pero también pueden ser causadas por influencias externas como la radiación UV, las toxinas ambientales o los procesos inflamatorios. En concentraciones moderadas, cumplen importantes funciones de señalización en el contexto de la comunicación celular, pero cuando se acumulan en exceso, dañan el ADN, las proteínas y los lípidos, procesos que están directamente relacionados con el desarrollo de la senescencia celular, la disfunción mitocondrial y el acortamiento de los telómeros.

La suposición racional de que un **aporte exógeno de sustancias antioxidantes** podría eliminar específicamente estos ROS y ralentizar así los procesos de envejecimiento ha dado lugar a numerosos enfoques terapéuticos. Los antioxidantes exógenos más conocidos son los **complejos vitamínicos vitamina C (ácido ascórbico) y vitamina E (tocoferoles)**, que actúan como eliminadores clásicos de radicales. **La coenzima Q10**, un componente esencial de la cadena respiratoria mitocondrial, y **el ácido alfa-lipoico**, un antioxidante universal con propiedades hidrosolubles y liposolubles, también son objeto de debate por sus posibles efectos antienvejecimiento. **Los compuestos polifenólicos**, como **el resveratrol**, una sustancia vegetal secundaria de la uva tinta que actúa como activador de las sirtuinas y modulador de la vía de señalización mTOR, también han atraído gran atención.

En experimentos in vitro y **estudios con animales**, muchas de estas sustancias lograron resultados convincentes: Redujeron la formación de daños oxidativos, estabilizaron **la longitud de los telómeros**, mejoraron **la función mitocondrial**, aumentaron **la resistencia al estrés** de las células y, en algunos casos, incluso prolongaron la vida útil. En roedores y C. elegans en particular, se observaron efectos equivalentes a un retraso significativo de los signos de envejecimiento. También se han documentado efectos positivos sobre el **sistema inmunitario y nervioso,** así como sobre **los procesos inflamatorios**.

En cambio, los resultados de **los estudios clínicos en humanos han sido hasta ahora incoherentes y a veces contradictorios**. Mientras que algunos estudios sugieren mejoras moderadas en determinados parámetros de salud como la presión arterial, los niveles de lípidos en sangre o los marcadores de inflamación sistémica, otros no muestran ningún beneficio significativo, o incluso informan de efectos negativos. Por ejemplo, en ciertas cohortes se observó un aumento del riesgo de cáncer o una reducción de la eficacia del ejercicio como resultado de dosis elevadas de antioxidantes. Esto indica que el papel biológico de las ERO **no es exclusivamente perjudicial**, sino que **depende del contexto**. Las ERO desempeñan funciones esenciales en la transducción de señales celulares, en el sistema inmunitario y en la apoptosis, procesos que pueden verse alterados por una neutralización excesiva.

Estos hallazgos han conducido a un cambio de paradigma en la terapia antioxidante. En lugar de suprimir de forma inespecífica todos los procesos oxidativos, **los nuevos conceptos** se centran en la **modulación dirigida de vías de señalización específicas** para mantener el **equilibrio entre la protección antioxidante y la mediación fisiológica de las ERO**. **Los antioxidantes dirigidos a las mitocondrias**, como **MitoQ** o **SkQ1**, que actúan directamente en la fuente de formación de ROS, constituyen un foco de atención particular. Estas sustancias se modifican químicamente de tal forma que se acumulan en la matriz mitocondrial, donde pueden neutralizar las especies de oxígeno nocivas sin alterar la transducción de señales citosólicas.

Otro enfoque innovador consiste en combinar estrategias antioxidantes con sustancias que **promueven los procesos autofágicos**. La idea subyacente es que los componentes celulares dañados por los efectos oxidativos no sólo se inactivan, sino que se eliminan activamente del sistema celular. En estudios preclínicos, sustancias como espermidina, metformina o resveratrol muestran un **efecto sinérgico** entre la actividad antioxidante y la **activación de la autofagia**, lo que conduce a una mejora general de la salud celular.

También se está investigando cómo influyen **los perfiles genéticos individuales**, las **constelaciones del microbioma** y los **tipos metabólicos** en el efecto de los antioxidantes. Cada vez es más evidente que **las estrategias antioxidantes personalizadas** adaptadas a perfiles de riesgo específicos podrían ser más eficaces y seguras que las recomendaciones generales de suplementación.

En resumen, el uso terapéutico de antioxidantes exógenos para modular el envejecimiento celular sigue **siendo un** enfoque **prometedor pero complejo**. Si bien se han logrado algunos resultados impresionantes in vitro y en modelos animales, en la realidad clínica surge un panorama más diferenciado. Por lo tanto, es poco probable que el futuro de las terapias antioxidantes resida en la sustitución de altas dosis de manta, sino más bien en el **control selectivo, dinámico y sensible al contexto de los procesos oxidativos**, que debería ralentizar el envejecimiento biológico a nivel celular, pero sin comprometer las funciones esenciales de señalización. Alcanzar este equilibrio representa un reto central para la investigación futura, con implicaciones de largo alcance potencialmente para la prevención y el tratamiento de las enfermedades relacionadas con la edad.

5.3 Intervenciones farmacológicas: Senolíticos y senomorfos

La **eliminación selectiva de las células senescentes de los tejidos** constituye un enfoque especialmente innovador y actualmente objeto de intensas investigaciones para la modulación terapéutica del envejecimiento celular. Este enfoque se basa en la observación de que las células senescentes se acumulan en el organismo a medida que aumenta la edad, pierden su función en él y, al mismo tiempo, desarrollan un secretoma promotor de la inflamación, el denominado **fenotipo secretor asociado a la senescencia (SASP)**. Este fenotipo conduce a la activación crónica del sistema inmunitario, al trastorno de la regeneración tisular, a la promoción de procesos de remodelación fibrótica y contribuye al desarrollo de numerosas enfermedades asociadas a la edad.

La estrategia terapéutica para la eliminación selectiva de estas células se resume bajo el término **terapia senolítica. Los senolíticos** son sustancias farmacológicamente activas capaces de **identificar selectivamente las células senescentes y provocar la muerte celular programada (apoptosis)** sin dañar las células sanas no senescentes. Esta capacidad selectiva se basa en el hecho de que las células senescentes activan determinadas **vías de señalización antiapoptótica** -en particular de la familia de proteínas BCL-2- que difieren de la firma molecular de las células sanas para mantener su supervivencia.

La combinación del inhibidor de la tirosina cinasa **dasatinib** y el flavonoide **quercetina** es uno de los **senolíticos más destacados** que ya se ha utilizado en numerosos estudios preclínicos. En modelos de síndrome metabólico, fibrosis pulmonar, osteoporosis y debilidad muscular asociada a la edad (sarcopenia), esta combinación mostró una reducción significativa de las poblaciones de células senescentes, combinada con una **mejora de la función de los órganos, una mayor regeneración de los tejidos** y una **reducción de los parámetros inflamatorios**. Se han documentado efectos similares con el flavonoide natural **fisetina**, que se caracteriza por un perfil de efectos secundarios especialmente favorable y está siendo probado en estudios clínicos iniciales para determinar su idoneidad como senolítico de tolerancia general.

Otras clases de fármacos con potencial senolítico son los llamados **inhibidores de BCL-2**, como **el navitoclax**, que intervienen específicamente en la regulación apoptótica y desactivan así selectivamente los mecanismos de supervivencia de las células senescentes. Sin embargo, algunas de estas sustancias, sobre todo cuando se utilizan por vía sistémica, presentan efectos secundarios relevantes, como trombocitopenia o irritación gastrointestinal, lo que ha limitado su aplicación clínica hasta la fecha. Por ello, el desarrollo de **formas de administración específicas para cada tejido**, como la encapsulación liposomal o la aplicación local, es un objetivo clave de la investigación.

Además de la eliminación directa de las células senescentes, en los últimos años se ha establecido un concepto terapéutico complementario que **persigue la reprogramación funcional en lugar de la destrucción celular**. Esta clase de sustancias activas se resume bajo el término **senomorfos**. El objetivo de estas sustancias es suprimir **el SASP proinflamatorio** sin eliminar la propia célula senescente. En concreto, se trata de modular la **secreción de citocinas, quimiocinas, factores de crecimiento y enzimas modificadoras de la matriz**, que se consideran responsables del efecto patógeno de las células senescentes en el tejido.

Los senomorfos suelen actuar **inhibiendo factores de transcripción centrales**, como **NF-𝑥B**, **STAT3** o **mTOR**, que controlan la expresión de SASP. Ejemplos de sustancias senomorfas son **la rapamicina**, la **metformina**, **los inhibidores de JAK** o ciertos **glucocorticoides**, que han demostrado reducir los parámetros de inflamación sistémica en modelos animales sin afectar directamente a la vitalidad de las células senescentes.

Este planteamiento es especialmente relevante para **tejidos sensibles o poco regenerativos**, como el **sistema nervioso central**, los **pulmones** o el **corazón**, en los que la eliminación completa de células podría acarrear arriesgadas pérdidas funcionales o déficits estructurales. En estos casos, la senomorfia podría contribuir **a mitigar los efectos**

negativos del envejecimiento celular sin poner en peligro la integridad estructural del tejido.

En resumen, puede afirmarse que **tanto los senolíticos como los senomorfos** representan componentes centrales de una nueva **terapia del envejecimiento intergeneracional.** Mientras que los senolíticos tienen como objetivo la eliminación radical de las poblaciones celulares nocivas, los senomorfos se centran en una adaptación selectiva y controlada del comportamiento celular. Ambas estrategias pretenden reducir los **efectos sistémicos del envejecimiento celular, mantener la reserva funcional de los órganos** y retrasar **el desarrollo de enfermedades asociadas a la edad.** La aplicación combinada de ambos conceptos -diferenciados en función del tejido, la edad, el cuadro clínico y el objetivo terapéutico- podría allanar el camino hacia la medicina geriátrica personalizada a largo plazo, ampliando de forma eficaz no sólo la esperanza de vida, sino también **la duración de la salud.**

5.4 Influencia del ejercicio y los cambios en el estilo de vida

Junto con la restricción calórica, las intervenciones farmacológicas y los enfoques genético-epigenéticos**, la actividad física se** considera uno de los factores más eficaces y, al mismo tiempo, más practicables que influyen en el envejecimiento celular. A diferencia de los fármacos o los suplementos dietéticos, el ejercicio ejerce su efecto a través de una compleja interacción de vías de señalización fisiológicas, moleculares y epigenéticas que contribuyen a **ralentizar el envejecimiento celular** tanto a nivel sistémico como tisular.

Numerosos estudios han demostrado que **el entrenamiento físico regular** -especialmente en forma de ejercicio de resistencia y entrenamiento de fuerza moderado- **provoca un aumento de la actividad de la telomerasa**, la enzima capaz de compensar el acortamiento de los telómeros y mantener así la capacidad de división de las células. Esto se ha demostrado tanto en las células mononucleares de sangre periférica como en las células musculares. Paralelamente, el ejercicio favorece **una mejora de la capacidad de reparación del** ADN mediante la modulación de la expresión de los genes implicados en el reconocimiento y la corrección de los daños en el ADN. Estos procesos protegen el genoma de los cambios estructurales típicamente asociados con la senescencia y la transformación maligna.

El efecto antiinflamatorio de la actividad física también es especialmente relevante. Se ha demostrado que el ejercicio regular reduce la concentración de citocinas proinflamatorias como la interleucina-6 (IL-6), el factor de necrosis tumoral-α (TNF-α) y la proteína C reactiva (PCR), que forman parte del fenotipo secretor asociado a la senescencia (SASP). Al mismo tiempo, se producen cada vez más sustancias mensajeras antiinflamatorias, como la interleucina-10. Este cambio en el perfil de citocinas contribuye a reducir el nivel sistémico de inflamación, un mecanismo clave para frenar el envejecimiento inflamatorio, que se considera uno de los principales motores del envejecimiento celular y del organismo.

Además, la actividad física tiene **efectos positivos sobre el sistema nervioso central**, en particular a través de la regulación al alza **de factores neurotróficos** como el factor neurotrófico derivado del cerebro (BDNF). El BDNF es esencial para la plasticidad sináptica, la neurogénesis y el mantenimiento de las redes neuronales. Una deficiencia de BDNF se asocia al deterioro cognitivo, la depresión y enfermedades neurodegenerativas como la enfermedad de Alzheimer. El ejercicio puede contrarrestar activamente esta deficiencia, lo que lo convierte en una de las herramientas no farmacológicas más eficaces para **prevenir el envejecimiento cognitivo**.

Además de la actividad física, **otros factores relacionados con el estilo de vida** también contribuyen significativamente **a la modulación del envejecimiento de las células** . **La calidad del sueño** desempeña un papel fundamental en este sentido. La privación crónica de sueño y la alteración del ciclo sueño-vigilia no sólo aumentan el riesgo de enfermedades metabólicas y cardiovasculares, sino también la acumulación de estrés oxidativo y la expresión de marcadores inflamatorios. Al mismo tiempo, la privación de sueño tiene un efecto epigenético sobre los genes responsables de la regulación circadiana, la respuesta inmunitaria y el control del ciclo celular.

La gestión del estrés es otro aspecto importante. El estrés psicológico crónico provoca un aumento de la liberación de glucocorticoides a través de la activación del eje hipotálamo-hipófisis-suprarrenal, lo que se ha demostrado que contribuye al acortamiento de los telómeros, la inhibición de la reparación del ADN y la inducción de la senescencia celular. Intervenciones como el mindfulness, la meditación, las técnicas de respiración o los programas psicoterapéuticos estructurados muestran potencial para modular estos procesos y aumentar **la resiliencia al estrés a nivel celular**.

La integración social también reviste una importancia fundamental. En estudios epidemiológicos, la soledad y el aislamiento social se asocian a un envejecimiento acelerado, una mayor inflamación y un aumento de la morbilidad. Por el contrario, se ha demostrado que las redes sociales estables, el apoyo emocional y la participación social se correlacionan con una estructura epigenética de la edad más favorable.

Por último, no hay que olvidar la **actividad cognitiva**, es decir, el compromiso continuo con contenidos intelectualmente estimulantes. Esto provoca un aumento de la actividad sináptica, favorece la neuroplasticidad y parece activar vías de señalización neuroprotectoras. También se han observado aquí modificaciones epigenéticas, que indican **un envejecimiento neuronal más lento** y la **preservación de las capacidades cognitivas** en la vejez.

El panorama general muestra que un **estilo de vida holístico** -consistente en una actividad física regular, una dieta sana, un sueño reparador, la reducción del estrés, la integración social y la estimulación mental- no sólo fomenta **el bienestar subjetivo**, sino que también puede **ralentizar** procesos de envejecimiento biológico mensurables en poblaciones celulares relevantes. Estos factores influyen en **la programación epigenética**, la **función inmunitaria**, la **integridad mitocondrial** y la **homeostasis** celular de una forma que ahora se reconoce como terapéuticamente eficaz y de gran relevancia en la medicina preventiva.

Esto deja claro que el mantenimiento de un estilo de vida que promueva la salud no debe considerarse en ningún caso un mero complemento de las terapias farmacológicas, sino una parte integral de un **enfoque multifactorial y basado en pruebas para promover la longevidad y el funcionamiento saludable de las células**.

5.5 Enfoques de ingeniería genética y terapia celular

El futuro de la medicina geriátrica se caracterizará cada vez más por **métodos de ingeniería genética y biología** celular que van mucho más allá de las posibilidades de la farmacoterapia tradicional. En el centro de este desarrollo se encuentran los enfoques que no sólo tratan los síntomas de las enfermedades relacionadas con la edad, sino que también pretenden **intervenir directamente en los mecanismos de envejecimiento celular**. El objetivo de estos procedimientos es **corregir los daños moleculares relacionados con la edad, estimular los procesos de regeneración** y restaurar **la funcionalidad de los sistemas celulares y tisulares envejecidos**, con el objetivo global no sólo de alargar la vida, sino sobre todo de prolongar **la duración de la salud**.

Una de las tecnologías más importantes en este contexto es el **sistema CRISPR-Cas**, un método de biología molecular para la **edición selectiva del genoma** derivado de la defensa bacteriana contra los fagos y que desde entonces se ha desarrollado rápidamente. Con ayuda de esta herramienta se **pueden** realizar **cambios genéticos con gran precisión** en casi cualquier tipo de célula. Los primeros estudios preclínicos investigan actualmente si es posible invertir la **pérdida de funcionalidad celular reparando mutaciones relacionadas con la edad, sustituyendo segmentos de genes dañados** o **activando específicamente genes silenciados.** se centra sobre todo en los genes que intervienen en la reparación del ADN, la estabilización de los telómeros o la función mitocondrial, ya que se consideran puntos de inflexión centrales en el proceso de envejecimiento.

Además de la modificación directa del genoma, la **reprogramación epigenética** se está convirtiendo cada vez más en el centro de interés. Aquí se intenta **restablecer los signos celulares del envejecimiento a nivel epigenético mediante la expresión temporal de factores de reprogramación**, en particular los llamados **factores de Yamanaka** (OCT4, SOX2, KLF4, c-MYC), sin que las células se transformen completamente en células madre pluripotentes. Este concepto de **reprogramación parcial** permite una forma de **rejuvenecimiento celular** en la que el acortamiento de los telómeros, la disfunción mitocondrial y los daños en el ADN pueden invertirse al tiempo que se conserva la identidad celular, por ejemplo como neurona, músculo o célula epitelial. Ya se han conseguido mejoras en la función de los tejidos, la regeneración de órganos y la esperanza de vida en modelos de ratón, aunque la aplicación clínica de estos procedimientos aún está en pañales y requiere pruebas intensivas de seguridad.

Otro campo de futuro son **las terapias celulares**, en particular el **trasplante de células madre** o la **modulación de poblaciones de células progenitoras endógenas**, por ejemplo en los músculos, la médula ósea, la piel o el SNC. El objetivo de estas terapias **es regenerar tejidos envejecidos o dañados de forma selectiva** introduciendo células capaces de diferenciarse en las estructuras afectadas o estimulando a las células existentes para que se regeneren mediante señales de crecimiento y control. Las primeras aplicaciones clínicas están arrojando resultados prometedores, sobre todo en **ortopedia regenerativa, medicina de reparación cardiaca** y **neurología**. Por ejemplo, estudios sobre la artrosis de rodilla han documentado mejoras estructurales en la matriz cartilaginosa, así como una reducción del dolor y una mejora de la función mediante inyecciones intraarticulares de células madre. También se ensayan cada vez más procedimientos celulares en el tratamiento de lesiones miocárdicas postinfarto o enfermedades neurodegenerativas como el Parkinson.

A pesar de estos avances, la aplicación de estas tecnologías también se **asocia a retos considerables**, sobre todo en lo que respecta a la **seguridad, el control y los efectos a largo plazo**. La posibilidad de inducir cambios profundos en los programas celulares mediante intervenciones genéticas o epigenéticas conlleva siempre el riesgo **de efectos secundarios no deseados**, como el **desarrollo de tumores por proliferación incontrolada**, la **regeneración errónea**, las **reacciones inmunitarias contra las células transfectadas o trasplantadas** o la **modificación inespecífica de los tejidos vecinos**. Por lo tanto, son esenciales unas condiciones marco reguladoras estrictas y una cuidadosa evaluación de riesgos específica para cada paciente.

Otro objetivo de la investigación es el desarrollo de **sistemas de transporte selectivos** que permitan aplicar sustancias genéticamente o epigenéticamente activas **en tejidos específicos y de forma temporal**, por ejemplo mediante vectores virales o no virales, nanopartículas, vehículos liposomales o mensajeros basados en ARN. Con estas estrategias se pretende aumentar considerablemente no sólo la eficacia, sino también la seguridad de los procedimientos de terapia génica.

En general, puede decirse que la ingeniería genética y los métodos basados en las células tienen el potencial de transformar fundamentalmente la medicina del envejecimiento. Por primera vez, ofrecen la posibilidad de **intervenir directamente en las causas moleculares y celulares del envejecimiento** en lugar de limitarse a tratar los síntomas. Ya sea en forma de corrección génica, reprogramación epigenética o terapia con células madre, estos enfoques marcan un cambio paradigmático hacia una **medicina geriátrica orientada a las causas, regenerativa e individualizada**, que no sólo podría prolongar los años de vida, sino también mejorar significativamente la calidad biológica de esos años. Su aplicación controlada y responsable será uno de los principales retos médicos y sociales de las próximas décadas.

5.6 Bibliografía (Capítulo 5)

Baur, J. A., & Sinclair, D. A. (2006). Therapeutic potential of resveratrol: The in vivo evidence. *Nature Reviews Drug Discovery*, 5(6), 493-506. https://doi.org/10.1038/nrd2060

Campisi, J., Kapahi, P., Lithgow, G. J., Melov, S., Newman, J. C., & Verdin, E. (2019). De los descubrimientos en la investigación del envejecimiento a la terapéutica para un envejecimiento saludable. *Nature*, 571(7764), 183-192. https://doi.org/10.1038/s41586-019-1365-2

Fang, E. F., Lautrup, S., Hou, Y., Demarest, T. G., Croteau, D. L., Mattson, M. P., & Bohr, V. A. (2019). NAD⁺ en el envejecimiento: Mecanismos moleculares e implicaciones traslacionales. *Trends in Molecular Medicine*, 25(3), 216-235. https://doi.org/10.1016/j.molmed.2018.12.010

Fontana, L., y Partridge, L. (2015). Promoción de la salud y la longevidad a través de la dieta: De los organismos modelo a los seres humanos. *Cell*, 161(1), 106-118. https://doi.org/10.1016/j.cell.2015.02.020

Kirkland, J. L., y Tchkonia, T. (2017). Senescencia celular: una perspectiva traslacional. *EBioMedicine*, 21, 21-28. https://doi.org/10.1016/j.ebiom.2017.04.013

Kirkland, J. L., Tchkonia, T., Zhu, Y., Niedernhofer, L. J., & Robbins, P. D. (2017). El potencial clínico de los fármacos senolíticos. *Journal of the American Geriatrics Society*, 65(10), 2297-2301. https://doi.org/10.1111/jgs.14969

Longo, V. D., & Panda, S. (2016). El ayuno, los ritmos circadianos y la alimentación restringida en el tiempo en la vida sana. *Cell Metabolism*, 23(6), 1048-1059.
https://doi.org/10.1016/j.cmet.2016.06.001

Ocampo, A., Reddy, P., Martínez-Redondo, P., Platero-Luengo, A., Hatanaka, F., Hishida, T., ... & Izpisua Belmonte, J. C. (2016). Mejora in vivo de las características asociadas a la edad mediante reprogramación parcial. *Cell*, 167(7), 1719-1733.e12.
https://doi.org/10.1016/j.cell.2016.11.052

Rizza, W., Veronese, N. y Fontana, L. (2014). ¿Qué papel desempeñan la restricción calórica y la calidad de la dieta en la promoción de una longevidad saludable? *Ageing Research Reviews*, 13, 38-45.
https://doi.org/10.1016/j.arr.2013.11.002

Xu, M., Palmer, A. K., Ding, H., Weivoda, M. M., Pirtskhalava, T., White, T. A., ... & Kirkland, J. L. (2015). Targeting senescent cells enhances adipogenesis and metabolic function in old age. *eLife*, 4, e12997.
https://doi.org/10.7554/eLife.12997

6. Nuevas investigaciones sobre la influencia del envejecimiento celular

En los últimos años, los avances en biología celular y molecular, investigación del genoma, bioinformática y ciencia de los materiales han propiciado un gran avance en la investigación sobre el envejecimiento. Los nuevos hallazgos no sólo abren una mejor comprensión de los procesos biológicos, sino también posibilidades terapéuticas antes inimaginables que van mucho más allá de conceptos tradicionales como los antioxidantes o la restricción calórica. La atención se centra cada vez más en elementos precisos de control molecular, reprogramación sistémica y tecnologías inteligentes que pueden intervenir específicamente en los procesos de envejecimiento. Algunos de estos enfoques están aún en fase experimental, mientras que otros ya se están probando en ensayos clínicos. Lo que tienen en común es el potencial no sólo de ralentizar el envejecimiento, sino incluso de invertir ciertos aspectos del mismo

6.1 Edición genómica basada en CRISPR para revertir la edad

El desarrollo de la tecnología CRISPR-Cas marca un punto de inflexión fundamental en la historia de la edición del genoma y abre posibilidades completamente nuevas, antes impensables, sobre todo en el campo de la investigación sobre el envejecimiento. Este método molecular, que surgió originalmente a partir de mecanismos de defensa bacterianos contra los virus, permite a los científicos modificar el material genético con gran precisión, eficacia y sencillez comparativa. El sistema CRISPR-Cas9 en particular, pero también variantes cada vez más avanzadas como CRISPR-Cas12 o CRISPR-Cas13, constituyen la base de una gama creciente de aplicaciones que van más allá de las correcciones genéticas tradicionales. En la investigación biogerontológica, la tecnología se considera ahora una herramienta clave para profundizar en las causas genéticas del envejecimiento y desarrollar estrategias terapéuticas que vayan más allá de los tratamientos sintomáticos.

Uno de los principales intereses de la investigación es la modificación selectiva de genes directa o indirectamente relacionados con los procesos de envejecimiento. Se trata, en particular, de genes que codifican mecanismos como la reparación del ADN, la defensa celular antioxidante, la actividad de la telomerasa o la regulación del ciclo celular. Estas funciones biológicas son esenciales para mantener la integridad celular, la homeostasis y la capacidad regenerativa. Actualmente está bien documentado que las alteraciones de estos procesos pueden conducir a una acumulación de daños celulares, a un aumento de la disfunción de órganos y tejidos y a enfermedades relacionadas con el envejecimiento. Con la ayuda de CRISPR, estos genes pueden desactivarse, modificarse o reactivarse específicamente en para compensar los déficits moleculares relacionados con la edad.

Los éxitos obtenidos hasta la fecha en estudios preclínicos en modelos animales son especialmente notables. Por ejemplo, la reactivación selectiva de la telomerasa en ratones envejecidos ha conducido a un alargamiento significativo de los telómeros. Este alargamiento no sólo condujo a una estabilización del material genético, sino también a mejoras funcionales, por ejemplo en los ámbitos de la neurogénesis, la regeneración muscular y el rendimiento cognitivo. En otra serie de experimentos, la eliminación selectiva de genes que favorecen los procesos inflamatorios crónicos o desencadenan la senescencia celular asociada a la edad condujo a un aumento significativo de la esperanza de vida de los animales de experimentación. Estos resultados alimentan la esperanza de que el envejecimiento deje de considerarse un proceso biológico irreversible y pueda entenderse, en principio, como un fenómeno modulable.

A pesar de estos prometedores resultados, aún quedan muchos retos científicos y éticos por resolver. Un objetivo central de la investigación actual es aumentar la precisión y la seguridad de las intervenciones de edición genómica para minimizar los denominados efectos "fuera de diana", es decir, los cambios no deseados en otras partes del genoma. Para ello, se están desarrollando variantes mejoradas de las enzimas Cas que permiten a reconocer dianas con mayor precisión y activarlas de forma controlada. Al mismo tiempo, se están desarrollando nuevos métodos para transferir la edición a células somáticas de la forma más eficiente y específica para cada tejido, sin alterar el material de la línea germinal. Esta distinción no sólo es relevante desde el punto de vista médico, sino que también afecta a cuestiones éticas y jurídicas fundamentales, sobre todo en lo que se refiere a las posibles consecuencias a largo plazo para las generaciones futuras.

A largo plazo, la investigación aspira a que las terapias basadas en CRISPR puedan utilizarse clínicamente en humanos. Ya se han iniciado los primeros ensayos clínicos en el campo de las enfermedades hereditarias raras, aunque todavía no están dirigidos específicamente al envejecimiento. No obstante, constituyen una base importante para comprender mejor los protocolos de dosificación, las reacciones inmunológicas y las consecuencias a largo plazo de tales intervenciones. En medicina geriátrica, las aplicaciones de CRISPR podrían desempeñar en el futuro un papel en la prevención o el tratamiento de enfermedades asociadas a la edad, como el Alzheimer, el cáncer o la arteriosclerosis, por ejemplo ralentizando los procesos de envejecimiento celular, reparando programas genéticos dañados o mejorando la capacidad regenerativa de los nichos de células madre.

Con el envejecimiento de la población mundial como telón de fondo, estos avances son cada vez más relevantes para la sociedad. La perspectiva de influir específicamente en el envejecimiento biológico, o incluso revertirlo, , no sólo desafía la comprensión tradicional del curso de la vida y la esperanza de vida, sino que también plantea profundas cuestiones relativas a la justicia distributiva, el acceso a las innovaciones biomédicas y la organización social del envejecimiento. En este campo de tensión entre viabilidad tecnológica y responsabilidad ética, la edición del genoma mediante CRISPR se perfila como un elemento central de la futura investigación sobre el envejecimiento, con un potencial que va más allá de la mera prolongación de la vida y aspira a una profunda transformación de nuestra existencia biológica.

6.2 Reprogramación de células mediante factores Yamanaka

Un enfoque especialmente prometedor en la investigación moderna sobre el envejecimiento es la reprogramación epigenética, un proceso que interviene profundamente en la organización molecular de la célula y puede potencialmente invertir la edad biológica a nivel celular. Este enfoque se basa en la comprensión fundamental de que el envejecimiento no está causado exclusivamente por daños irreversibles en el ADN o por la pérdida de estructuras celulares funcionales, sino también por cambios sistemáticos en el perfil epigenético de las células. Estos incluyen, en particular, modificaciones en la metilación del ADN, histonas y cambios en la regulación génica basada en la cromatina, que en conjunto contribuyen a la pérdida de identidad y función celular. La reprogramación epigenética pretende invertir este proceso de envejecimiento epigenético de forma selectiva y devolver a las células a un estado más joven y funcionalmente más vital, sin revertirlas completamente al estadio embrionario de células madre pluripotentes.

En el centro de esta estrategia se encuentran ciertos factores de transcripción capaces de borrar parcialmente la memoria epigenética de la célula y reactivar un patrón de expresión génica más juvenil. Los llamados factores Yamanaka, formados por los cuatro genes *OCT4*, *SOX2*, *KLF4* y *c-MYC*, son especialmente conocidos. Su expresión temporal combinada, pero controlada, permite a las células entrar en una fase intermedia de reprogramación. En esta etapa, las células muestran un rejuvenecimiento significativo en términos de sus firmas epigenéticas, morfología y características funcionales, sin perder completamente su diferenciación original y su identidad tisular. Esta reprogramación, denominada parcial o transitoria, representa un método innovador, ya que activa mecanismos potencialmente regenerativos sin el riesgo de formación de tumores o degeneración tisular asociado a la inducción completa de células madre pluripotentes.

En modelos preclínicos, sobre todo en experimentos con ratones envejecidos, ya se han obtenido resultados impresionantes con esta técnica. La inducción repetida y cíclica de los factores Yamanaka durante cortos periodos de tiempo condujo a un aumento significativo de la esperanza de vida, una mejora de la capacidad regenerativa de tejidos como el músculo, la piel y el sistema nervioso y un retraso notable en la aparición de enfermedades relacionadas con la edad. En algunos casos, incluso se ha documentado una regresión completa de patologías existentes, como la fibrosis o los procesos neurodegenerativos. Estos efectos indican que el envejecimiento no sólo puede ralentizarse, sino incluso invertirse dentro de ciertos límites, un concepto que hasta hace unos años se consideraba especulativo.

El reto científico reside ahora en el desarrollo de métodos que permitan controlar la reprogramación de forma segura, precisa y reproducible. Esto se debe a que la reactivación de factores de transcripción como *c-MYC*, que desempeñan un papel central en muchos tipos de tumores, alberga un riesgo considerable de degeneración si su actividad no se controla con precisión. La expresión insuficientemente dosificada o prolongada de estos factores puede llevar a las células a un estado inestable en el que aumenta masivamente el riesgo de desregulación genética, proliferación incontrolada y transformación maligna. En este contexto, la investigación actual se centra en el desarrollo de sistemas vectoriales que permitan una regulación espaciotemporal precisa de la expresión génica. Los vectores virales, en particular los sistemas basados en virus adenoasociados, ofrecen aquí una plataforma prometedora, ya que pueden dirigirse específicamente a determinados tejidos y permitir la expresión controlada de factores de reprogramación.

Además, cada vez se ensayan más estrategias no virales basadas en moduladores químicos. Estos agentes, denominados epigenéticos, actúan modificando reversiblemente el ADN y las histonas, por ejemplo inhibiendo las histonas desacetilasas o las ADN metiltransferasas. En combinación con la expresión génica dirigida, permiten influir en los programas epigenéticos de forma flexible y precisa, sin riesgo de cambios genéticos permanentes. Algunas de estas sustancias ya han abandonado el estado de ensayo preclínico y se están analizando en estudios clínicos iniciales para comprobar su seguridad, tolerabilidad y eficacia.

A largo plazo, la reprogramación epigenética podría convertirse en un pilar central de una nueva medicina geriátrica preventiva. Su aplicación no se limitaría al tratamiento de las enfermedades relacionadas con la edad, sino que también podría contribuir profilácticamente a preservar la integridad de los tejidos y la función celular. Por tanto, marcaría un cambio de paradigma: del tratamiento de síntomas individuales al rejuvenecimiento molecular sistemático a nivel celular. En combinación con la edición del genoma, la terapia con células madre y los biomateriales regenerativos, se perfila un escenario futuro en el que la edad ya no puede entenderse como un declive inevitable, sino como un programa biológico fundamentalmente modificable.

6.3 Rejuvenecimiento sistémico mediante intercambio plasmático

Otro campo de investigación de gran interés y proyección de futuro en el contexto de la biología del envejecimiento se refiere al papel del plasma sanguíneo y sus componentes en la modulación de los procesos de envejecimiento. El punto de partida de esta investigación es un fenómeno biológico conocido desde el siglo XIX, pero sólo recientemente investigado de forma sistemática: la parabiosis. Se trata de un procedimiento experimental en el que se conecta quirúrgicamente la circulación sanguínea de dos animales para que intercambien información fisiológica a través del sistema circulatorio. La variante moderna, conocida como parabiosis heterocrónica, vincula específicamente a un animal joven con otro viejo. Las observaciones de estos estudios han impresionado profundamente a la comunidad científica y han desencadenado un verdadero renacimiento de la investigación sobre los efectos de rejuvenecimiento sistémico.

Numerosos experimentos han demostrado que el contacto con sangre joven puede invertir parcialmente los déficits moleculares, celulares y funcionales relacionados con la edad en animales mayores. Por ejemplo, la actividad neurogenética en el hipocampo de ratones viejos mejoró significativamente cuando se les conectó a congéneres jóvenes mediante parabiosis. Al mismo tiempo, se documentó un aumento de la regeneración muscular, una mejora de la función hepática y un aumento de la elasticidad vascular. Estas observaciones sugieren que ciertos factores del plasma sanguíneo joven reactivan los procesos regenerativos y posiblemente reajustan los programas epigenéticos asociados al mantenimiento de la función celular y la homeostasis tisular.

La cuestión de qué componentes moleculares del plasma joven son responsables de estos efectos está en el centro del interés. Entretanto, se han identificado varias proteínas, factores de crecimiento, citocinas y micro-ARN que se cree que desempeñan un papel central. Se ha hecho especial hincapié en el factor de diferenciación del crecimiento 11 (GDF11), una proteína similar al factor de crecimiento transformante-β, al que algunos estudios atribuyen una posible reactivación de las vías de señalización regenerativas. También se están investigando intensamente factores como el IGF-1, VEGF, así como ciertas interleucinas y micro-ARN cargados de exosomas, ya que presumiblemente son capaces de reactivar nichos de células madre envejecidas o modular procesos inflamatorios que son crónicamente hiperactivos en la vejez y contribuyen a la degeneración tisular.

Paralelamente a estos descubrimientos, ha aumentado el interés por la llamada "purificación" del plasma envejecido. Los estudios han demostrado que no sólo la adición de sustancias rejuvenecedoras puede surtir efecto, sino que también la eliminación de componentes nocivos asociados al envejecimiento puede influir positivamente en la vitalidad celular y sistémica. Enfoques terapéuticos como el recambio plasmático, en el que se sustituyen partes del plasma sanguíneo por soluciones sustitutivas o plasma joven, han permitido mejorar las funciones cognitivas y los parámetros metabólicos en ensayos preclínicos con animales envejecidos. Estos efectos parecen deberse en parte a que se reducen las concentraciones crónicamente elevadas de citoquinas proinflamatorias, autoanticuerpos o metabolitos oxidativos, lo que a su vez alivia el entorno celular y favorece los procesos regenerativos.

Recientemente, estos hallazgos se han traducido en los primeros estudios clínicos, sobre todo en el campo de las enfermedades neurodegenerativas, como la enfermedad de Alzheimer. Aquí se utilizan productos sanguíneos preparados específicamente , como proteínas plasmáticas fraccionadas o plasma de donantes jóvenes que se ha enriquecido específicamente con moléculas que han mostrado efectos positivos en modelos animales. Los primeros resultados indican que estas intervenciones se toleran bien y pueden ralentizar la progresión de los déficits cognitivos. Los denominados moduladores de proteínas plasmáticas, es decir, sustancias activas que influyen específicamente en la actividad de determinados factores que circulan en el plasma, también están cobrando cada vez más protagonismo. El objetivo es utilizar intervenciones moleculares precisas para restablecer un entorno celular joven sin tener que recurrir a métodos físicamente estresantes como la plasmaféresis tradicional.

En el futuro, las terapias combinadas consistentes en la modulación del plasma, la reprogramación epigenética y la edición del genoma podrían sentar nuevas bases en medicina geriátrica. El plasma sanguíneo, que durante mucho tiempo se consideró principalmente un medio de transporte de oxígeno, nutrientes y células inmunitarias, se considera ahora una plataforma reguladora compleja y dinámica que interviene profundamente en las decisiones sobre el destino celular. Su manipulación selectiva ofrece la posibilidad no sólo de ralentizar los procesos asociados al envejecimiento, sino de revertirlos en su raíz molecular. La patología plasmática está pasando así de ser un área periférica de la gerontología a uno de sus campos de investigación más prometedores, con implicaciones de largo alcance para la medicina regenerativa, la prevención de enfermedades relacionadas con la edad y posiblemente incluso la prolongación de la vida humana máxima.

6.4 La inteligencia artificial en la investigación sobre el envejecimiento

El rápido aumento de la disponibilidad de datos biológicos, impulsado por métodos de alto rendimiento como la secuenciación de nueva generación, la espectrometría de masas y el análisis unicelular, ha dado paso a una nueva era de la investigación biomédica. En el centro de este desarrollo se encuentra la capacidad de extraer no sólo información descriptiva de las enormes cantidades de datos -obtenidos del genoma, el transcriptoma, el proteoma, el metaboloma y el epigenoma, entre otros-, sino también de reconocer patrones complejos y dinámicos que intervienen profundamente en la estructura molecular del envejecimiento. Sin embargo, dada la naturaleza multidimensional de estos conjuntos de datos y la multitud de relaciones no lineales, los métodos estadísticos clásicos alcanzan rápidamente sus límites. En este contexto, el uso de la inteligencia artificial, sobre todo en forma de aprendizaje automático y redes neuronales profundas, está resultando paradigmático para la futura investigación y manipulación terapéutica de los procesos biológicos de envejecimiento.

El aprendizaje automático permite entrenar modelos capaces de filtrar los patrones asociados a la progresión o ralentización del envejecimiento celular a partir de estructuras de datos biológicos muy complejas y a menudo ruidosas. Se utilizan métodos como los bosques aleatorios, las máquinas de vectores soporte, el gradient boosting o las redes neuronales, que se mejoran continuamente con nuevos conjuntos de datos. Los enfoques de aprendizaje profundo en particular, como las redes neuronales convolucionales y las redes neuronales recurrentes, permiten el procesamiento simultáneo de flujos de datos multidimensionales, lo que los hace ideales para integrar información de diferentes niveles biológicos. Por ejemplo, los patrones de expresión génica, las modificaciones epigenéticas y los perfiles de metabolitos pueden integrarse en un único modelo de predicción capaz de predecir con gran precisión la edad biológica de una célula u organismo.

Un campo de aplicación destacado de estos procesos asistidos por IA es el desarrollo de los llamados relojes epigenéticos. Se trata de modelos matemáticos que estiman la edad biológica de un individuo a partir de marcadores epigenéticos, en particular patrones de metilación del ADN. Estos relojes no sólo permiten hacer afirmaciones retrospectivas sobre el proceso de envejecimiento, sino también, cada vez más, controlar las intervenciones terapéuticas y su efecto rejuvenecedor a nivel celular. En los últimos años se ha recurrido a la inteligencia artificial para construir relojes epigenéticos cada vez más precisos, capaces de cartografiar de forma diferenciada los procesos de envejecimiento en tejidos diferentes y apoyar así la toma de decisiones diagnósticas y terapéuticas personalizadas.

El uso de la inteligencia artificial también está abriendo nuevos horizontes en el campo del desarrollo de fármacos. El análisis automático de millones de posibles sustancias activas permite identificar nuevos compuestos con efectos específicos sobre estructuras diana relacionadas con el envejecimiento. Se trata sobre todo de los llamados senolíticos -sustancias capaces de eliminar específicamente las células envejecidas, disfuncionales e inflamatorias-, así como de moduladores metabólicos que actúan sobre los equilibrios energéticos, los estados redox o las funciones mitocondriales. La ventaja decisiva de la identificación asistida por IA reside en la posibilidad de probar inicialmente estas sustancias activas completamente in silico, es decir, simulándolas en el ordenador. Esto reduce la dependencia de los ensayos con animales, acorta los plazos de desarrollo y reduce considerablemente los costes. En la actualidad ya existen plataformas basadas en IA que generan nuevas hipótesis terapéuticas en tiempo real, comprueban la toxicidad de los compuestos y simulan su modo de acción en un contexto celular.

Otro aspecto de futuro es el uso de la inteligencia artificial para desarrollar enfoques terapéuticos personalizados. Al vincular los perfiles genéticos y epigenéticos individuales con parámetros clínicos, factores de estilo de vida y condiciones ambientales, pueden crearse modelos que recomienden estrategias personalizadas para prolongar la vida y mejorar los resultados de salud de cada individuo. En estos sistemas, no sólo los datos moleculares, sino también la información sanitaria digital, por ejemplo la procedente de sensores portátiles y aplicaciones sanitarias, se incorporan a los análisis en tiempo real. La IA se está convirtiendo en la interfaz central entre la biomedicina y la medicina digital de precisión, con el potencial no solo de comprender mejor el envejecimiento, sino también de hacerlo controlable individualmente.

En general, hay indicios de que la inteligencia artificial no sólo debe considerarse una herramienta metodológica, sino también parte integrante de una nueva medicina geriátrica basada en datos. Su uso se está convirtiendo cada vez más en la clave para descifrar la complejidad de los procesos biológicos del envejecimiento, desarrollar fármacos e intervenciones innovadoras y establecer un sistema sanitario preventivo y personalizado que ponga al alcance la visión de una vida larga y saludable.

6.5 Enfoques multiómicos para el análisis holístico de los procesos de envejecimiento

Sólo podrá alcanzarse una comprensión integradora del envejecimiento celular si se consideran conjunta y sistemáticamente los distintos niveles moleculares de regulación celular. La biología del envejecimiento no es un proceso aislado y lineal, sino un acontecimiento de múltiples capas basado en una multitud de cambios moleculares que se producen simultáneamente. Estos cambios afectan no sólo a la propia información genética, sino sobre todo a su regulación dinámica en forma de transcripción, traducción, modificación, interacción y metabolización. Los llamados enfoques multiómicos ofrecen un marco metodológico innovador que permite registrar, analizar e interpretar los procesos de envejecimiento en toda su complejidad y complejidad.

La multiómica se refiere al análisis simultáneo de diferentes niveles moleculares, en particular la genómica (estructura y variaciones genéticas), la transcriptómica (expresión génica), la proteómica (composición y modificación de proteínas) y la metabolómica (productos metabólicos y su dinámica). Estos enfoques se complementan cada vez más con la epigenómica (metilación del ADN, modificación de las histonas, arquitectura de la cromatina), así como con la lipidómica, la glicómica y los análisis del microbioma. Cada uno de estos niveles proporciona información específica sobre el estado, la función y la edad de una célula, pero sólo a través de su vinculación integradora surge una imagen completa de las firmas moleculares asociadas a los procesos de envejecimiento. Estas firmas no son meros marcadores estáticos, sino que representan una red funcional que constituye la base de las decisiones celulares, por ejemplo en materia de proliferación, diferenciación, reparación o apoptosis.

El análisis de estos perfiles multiómicos entre tejidos jóvenes y viejos permite identificar con precisión los cambios relacionados con la edad. Estos cambios incluyen, por ejemplo, una expresión génica alterada como resultado de la desregulación epigenética, la acumulación de proteínas mal plegadas o insuficientemente degradadas, un desequilibrio de los metabolitos centrales y una actividad mitocondrial deficiente. A este respecto, es especialmente importante poder distinguir entre los procesos de envejecimiento normales y sanos y los patológicos. Esto permite identificar biomarcadores que pueden servir de indicadores precoces de enfermedades relacionadas con la edad, como el cáncer, los trastornos cardiovasculares o las enfermedades neurodegenerativas. Además, estos marcadores constituyen una base para el desarrollo de intervenciones terapéuticas dirigidas, por ejemplo mediante la modulación de la expresión génica, la regulación enzimática o la reprogramación metabólica.

Otro potencial de futuro de estos análisis reside en el descubrimiento de mecanismos compensatorios activos en individuos o modelos animales especialmente longevos. Se trata de estrategias moleculares con las que se amortiguan las consecuencias negativas del estrés celular, el estrés oxidativo o la inestabilidad epigenética . La descodificación de estas estrategias -por ejemplo, mediante el análisis de primates longevos, ciertas especies de tortugas o los llamados superenvejecidos humanos- ofrece un acceso único a programas conservados evolutivamente que podrían utilizarse con fines terapéuticos específicos. Estos mecanismos podrían incluir la activación de la autofagia, el mantenimiento de una proteostasis estable o la regulación de poblaciones de células inmunitarias longevas.

La visión a largo plazo de la medicina del envejecimiento no es sólo comprender estas firmas moleculares como objetos de investigación, sino también trasladarlas a la práctica clínica. La integración de datos multiómicos con parámetros clínicos -como valores sanguíneos, datos de imagen, pruebas funcionales o datos sanitarios recogidos digitalmente- permite crear perfiles de envejecimiento personalizados. En el futuro, estos perfiles podrían permitir predecir con precisión la edad biológica, el riesgo de padecer determinadas enfermedades y la eficacia de las intervenciones individualizadas. Para ello se necesitan no sólo plataformas técnicas de generación e integración de datos, sino también métodos avanzados de análisis asistido por ordenador, como la inteligencia artificial y la modelización de redes.

En conjunto, la multiómica representa un hito en el camino hacia una medicina geriátrica de base molecular, preventiva y adaptada individualmente. abre la posibilidad no sólo de describir la edad, sino también de modularla activamente, basándose en un profundo conocimiento de sus determinantes biológicos y en la capacidad de intervenir en su regulación de forma selectiva y diferenciada.

6.6 Nanomedicina y liberación selectiva de fármacos

La modulación selectiva de los procesos de envejecimiento celular representa uno de los mayores retos de la medicina geriátrica moderna, ya que muchas sustancias terapéuticas son eficaces en principio, pero causan considerables efectos secundarios debido a su distribución inespecífica en el organismo o no alcanzan el lugar deseado en concentración suficiente. La nanomedicina abre perspectivas completamente nuevas en este contexto al elevar la precisión farmacológica a un nivel sin precedentes. En el centro de este desarrollo está la construcción de sistemas portadores inteligentes -las llamadas nanopartículas- que permiten la liberación selectiva, controlada y en el momento preciso de sustancias activas, preferentemente en aquellos tejidos afectados por cambios celulares relacionados con la edad.

Estas nanopartículas suelen consistir en materiales biocompatibles como lípidos, polímeros, metales o silicatos, modificados en cuanto a su tamaño, superficie y composición química para que puedan interactuar específicamente con células senescentes. Las células senescentes -caracterizadas por una detención permanente del ciclo celular, una actividad secretora proinflamatoria y una estructura de membrana alterada- ofrecen puntos de partida para la liberación altamente selectiva de fármacos debido a sus moléculas de superficie específicas y a su entorno de pH alterado. Algunos nanotransportadores están diseñados para reconocer receptores como SA-β-Gal u otros marcadores asociados a la senescencia y unirse exclusivamente a ellos. Otros sistemas reaccionan al microambiente ácido típico de las células senescentes o tumorales y sólo liberan su contenido en estas condiciones específicas.

La gama de posibles sustancias activas que pueden transportarse a través de estos sistemas es amplia. Los senolíticos -sustancias que eliminan específicamente las células senescentes sin dañar los tejidos vecinos- son actualmente objeto de una investigación especialmente intensa. Estas sustancias tienen un gran potencial terapéutico, por ejemplo en el tratamiento de la fibrosis asociada a la edad, las enfermedades degenerativas de las articulaciones o las alteraciones cardiovasculares, pero también entrañan el riesgo de toxicidad sistémica si se administran de forma inespecífica. Los sistemas portadores nanomédicos pueden reducir significativamente este riesgo al liberar los principios activos únicamente allí donde las células senescentes están realmente presentes.

Igualmente prometedor es el uso de nanopartículas para la administración dirigida de factores de reprogramación, por ejemplo en forma de ARNm de factores de transcripción, moléculas epigenéticamente activas o miméticos de micro-ARN. La administración controlada de tales sustancias puede inducir un rejuvenecimiento epigenético parcial sin aumentar los riesgos de transformación celular incontrolada. En particular, la combinación de mecanismos de control físico -como la navegación magnética o guiada por ultrasonidos- y la orientación biológica abre un alto grado de control terapéutico.

Los nanotransportadores también pueden utilizarse para administrar agentes antioxidantes destinados a contrarrestar la inflamación crónica y el estrés oxidativo causados por las células senescentes en tejidos degenerativos de forma selectiva. Esto es especialmente relevante para órganos con un elevado estrés oxidativo como el corazón, los pulmones, el hígado o el cerebro. Los primeros estudios preclínicos en modelos animales demuestran que estas terapias no sólo ralentizan el daño orgánico, sino que incluso pueden iniciar procesos regenerativos, en particular mediante la reactivación de nichos de células madre y la reducción de las vías de señalización inflamatoria.

Otro campo de aplicación prometedor es la oncología, donde las células senescentes suelen permanecer en el tejido como células proinflamatorias persistentes tras la quimioterapia o la radioterapia y representan un mayor riesgo de recidiva . Los sistemas nanomédicos pueden utilizarse aquí para eliminar específicamente estas células y reducir así el riesgo de recidiva tumoral. Las nanopartículas también se utilizan actualmente en la regeneración del tejido nervioso, por ejemplo para la liberación selectiva de factores neurotróficos, para favorecer la regeneración de los axones o para modular las reacciones inflamatorias neuronales. En el futuro, estos sistemas también podrían desempeñar un papel clave en enfermedades neurodegenerativas asociadas a la edad, como el Alzheimer o el Parkinson.

A largo plazo, se espera que la nanomedicina se convierta en parte integrante de la medicina geriátrica de precisión. Mediante la combinación de focalización, liberación controlada y administración mínimamente invasiva, los sistemas nanomédicos ofrecen un conjunto muy diferenciado de herramientas para modular los procesos de envejecimiento celular. La visión de una administración inteligente de fármacos adaptada no sólo al organismo en su conjunto, sino también a poblaciones celulares individuales, está por tanto al alcance de la mano. El futuro de la medicina geriátrica podría ser no sólo personalizado, sino también específico para cada tipo celular y controlado nanotecnológicamente, un cambio de paradigma que podría transformar radicalmente la farmacoterapia tradicional.

6.7 Modulación de las firmas microbianas para el rejuvenecimiento celular

El microbioma, formado por billones de microorganismos que viven dentro y sobre el cuerpo humano, ha pasado de ser un campo de investigación periférico a un tema central de la ciencia biomédica en los últimos años. Aunque en un principio se estudió principalmente en el contexto de la fisiología digestiva, desde entonces se ha demostrado que el microbioma desempeña un papel fundamental en casi todos los ámbitos de la salud humana, desde la función inmunitaria hasta el equilibrio hormonal y la actividad neuronal. De especial importancia es la constatación de que el microbioma no es un mero fondo pasivo, sino que debe entenderse como un componente dinámico y regulador del organismo humano, cuya composición y función tienen un profundo efecto en los procesos de envejecimiento celular.

La composición microbiana cambia significativamente con la edad. La diversidad, es decir, la variedad de microbios que colonizan el intestino, disminuye en muchos casos. Al mismo tiempo, se produce un aumento relativo de los gérmenes patógenos, que liberan sustancias proinflamatorias y pueden debilitar la barrera mucosa intestinal. Especialmente llamativa es la disminución de ciertas cepas bacterianas como *Faecalibacterium prausnitzii* o *Akkermansia muciniphila*, conocidas por sus propiedades inmunomoduladoras, antiinflamatorias y reguladoras del metabolismo . Estos cambios suelen ir acompañados de un aumento sistémico de la inflamación crónica de bajo grado, un fenómeno conocido como "envejecimiento inflamatorio" o "inflammaging", que se considera un factor clave de muchas enfermedades asociadas a la edad, como la aterosclerosis, la diabetes de tipo 2, las enfermedades neurodegenerativas y el cáncer.

Las interacciones entre el microbioma y el envejecimiento celular son complejas y bidireccionales. Por un lado, el microbioma influye directamente en la homeostasis celular a través de sus metabolitos, sus componentes estructurales y sus interacciones inmunitarias. Por otro, los procesos de envejecimiento en los tejidos, por ejemplo en el sistema inmunitario o en la barrera intestinal, conducen a la alteración de las condiciones ambientales, que a su vez influyen en la composición del microbioma. Un ejemplo clave de esta interacción son los llamados ácidos grasos de vida corta, en particular el butirato, el propionato y el acetato, que se producen por la fermentación microbiana de las fibras alimentarias. Estos metabolitos no sólo actúan localmente en el intestino, sino que también tienen efectos sistémicos, por ejemplo mediante la modulación epigenética de la acetilación de histonas, influyendo en el metabolismo energético mitocondrial o estabilizando la barrera hematoencefálica.

En este contexto, en los últimos años han surgido varios enfoques terapéuticos destinados a modular específicamente el microbioma para influir positivamente en los procesos de envejecimiento. Una estrategia central es el uso personalizado de probióticos, es decir, microorganismos vivos que se administran de forma selectiva para restablecer el equilibrio del microbioma. La investigación va cada vez más allá de los probióticos clásicos como *el Lactobacillus* o el *Bifidobacterium* e investiga cepas bacterianas específicas y personalizadas que se asocian con determinadas firmas moleculares del envejecimiento.

Otro enfoque prometedor es el trasplante fecal, en el que todo el microbioma de un donante sano, normalmente más joven, se transfiere a un receptor mayor o disbiótico. Los estudios iniciales en modelos animales y los informes de casos individuales en humanos indican que este método no sólo puede restaurar la diversidad del microbioma, sino también mejorar los déficits cognitivos, inmunológicos y metabólicos relacionados con la edad. Sin embargo, la implantación a largo plazo de este tipo de intervenciones depende del establecimiento de protocolos seguros y normalizados y de la caracterización exacta de las comunidades microbianas transferidas.

También se está investigando intensamente el uso de prebióticos específicos, es decir, sustancias que favorecen el crecimiento de determinadas bacterias beneficiosas. Seleccionando fibras alimentarias específicas o componentes alimentarios funcionales, se puede estimular de forma selectiva la producción de metabolitos saludables. La atención se centra no sólo en la promoción cuantitativa de bacterias "buenas", sino también en la modulación cualitativa de su actividad metabólica y su interacción con el organismo huésped.

A largo plazo, la regulación del microbioma podría convertirse en parte integrante de una medicina integradora del envejecimiento basada en la biología de sistemas. Combinando los diagnósticos microbiológicos con datos multiómicos -como los perfiles del genoma, el metaboloma o el epigenoma- se pueden registrar con precisión los procesos individuales de envejecimiento y acompañarlos terapéuticamente. En este contexto, el microbioma se considera no sólo un objetivo, sino también una palanca terapéutica activa: una red biológica cuya influencia específica podría permitir la transición de un tratamiento reactivo de la enfermedad a una asistencia sanitaria preventiva y regenerativa. Esto pone al alcance de la mano la visión de una medicina geriátrica holística que combine las dimensiones molecular, inmunológica, metabólica y microbiológica.

6.8 Bibliografía (Capítulo 6)

Belmonte, J. C. I., Callaway, E. M., Caddick, S. J., Church, G. M., Feng, G., Homanics, G. E., ... & Zhang, F. (2015). Cerebros, genes y primates. *Neuron*, 86(3), 617-631. https://doi.org/10.1016/j.neuron.2015.03.021

Brunet, A., Berger, S. L., Epigenomics of Aging Working Group, & NIH Roadmap Epigenomics Programme. (2021). Epigenética del envejecimiento y la longevidad. *Cell*, 184(12), 3088-3100. https://doi.org/10.1016/j.cell.2021.04.017

Conboy, I. M., & Rando, T. A. (2012). Heterochronic parabiosis for the study of the effects of aging on stem cells and their niches. *Cell Cycle*, 11(12), 2260-2267. https://doi.org/10.4161/cc.20431

Huang, Y., & Bickel, P. J. (2021). El aprendizaje automático en la investigación del envejecimiento. *Nature Aging*, 1(4), 327-335. https://doi.org/10.1038/s43587-021-00051-7

Kowalczyk, M. S., Tirosh, I., Heckl, D., Rao, T. N., Dixit, A., Haas, B. J., ... & Regev, A. (2015). Single-cell RNA-seq reveals changes in cell cycle and differentiation programs upon aging of hematopoietic stem cells. *Genome Research*, 25(12), 1860-1872. https://doi.org/10.1101/gr.192237.115

Lehallier, B., Gate, D., Schaum, N., Nanasi, T., Lee, S. E., Yousef, H., ... & Wyss-Coray, T. (2019). Cambios ondulantes en los perfiles del proteoma del plasma humano a lo largo de la vida. *Nature Medicine*, 25(12), 1843-1850. https://doi.org/10.1038/s41591-019-0673-2

Lu, Y., Brommer, B., Tian, X., Krishnan, A., Meer, M., Wang, C., ... & Sebastiano, V. (2020). Reprogramación para recuperar la información epigenética juvenil y restaurar la visión. *Nature*, 588(7836), 124-129. https://doi.org/10.1038/s41586-020-2975-4

Ocampo, A., Reddy, P., Martínez-Redondo, P., Platero-Luengo, A., Hatanaka, F., Hishida, T., ... & Izpisua Belmonte, J. C. (2016). Mejora in vivo de las características asociadas a la edad mediante reprogramación parcial. *Cell*, 167(7), 1719-1733.e12. https://doi.org/10.1016/j.cell.2016.11.052

Riera, C. E., Dillin, A. (2015). Inclinando la balanza metabólica hacia la longevidad. *Cell Metabolism*, 23(6), 970-979. https://doi.org/10.1016/j.cmet.2015.05.007

Zhou, Y., Wu, H., Zhao, M., Chang, C., & Lu, Q. (2021). The emerging roles of the microbiome in autoimmune diseases, neurodegenerative disorders, and aging. *Aging and Disease*, 12(4), 1058-1076. https://doi.org/10.14336/AD.2021.0107

7. Estudios clínicos y avances traslacionales

En los últimos años, los resultados de la investigación molecular sobre el envejecimiento se han ido incorporando cada vez más a la investigación clínica. Si bien muchos enfoques se ensayaron inicialmente en modelos animales, cada vez son más los estudios que ponen a prueba la transferibilidad de estos hallazgos al ser humano. Esta transición del laboratorio a la práctica clínica -conocida como traslación- es un paso esencial en el camino hacia el establecimiento de una medicina geriátrica basada en la evidencia. No se trata sólo de la seguridad y eficacia de las nuevas sustancias, sino también de la identificación de marcadores diagnósticos fiables que permitan medir el éxito terapéutico. Varias estrategias para influir en el envejecimiento celular se encuentran actualmente en distintas fases de ensayo clínico. Incluyen intervenciones farmacológicas, celulares, conductuales y combinadas destinadas a frenar el deterioro funcional relacionado con la edad, prolongar la esperanza de vida y prevenir o tratar enfermedades específicas relacionadas con la edad.

7.1 Resumen de los estudios clínicos en curso

En todo el mundo se han registrado numerosos estudios dirigidos específicamente a la modulación de los procesos de envejecimiento celular. La atención se centra especialmente en los senolíticos, sustancias activas que eliminan específicamente las células senescentes. La combinación de dasatinib, un inhibidor de la tirosina quinasa, y quercetina, un polifenol vegetal, se ha probado en varios ensayos clínicos para el tratamiento de la fibrosis pulmonar idiopática, la enfermedad renal crónica y la osteoartritis. Los resultados iniciales muestran que la combinación se tolera bien y puede producir mejoras funcionales, por ejemplo en la distancia caminada, la función renal o los parámetros inflamatorios.

El flavonoide fisetina también se está investigando actualmente en estudios clínicos, como parte del estudio AFFIRM-LITE, en el que se trata a personas mayores con enfermedades crónicas para determinar el efecto sobre la carga inflamatoria y el rendimiento físico. Se están realizando estudios paralelos sobre el efecto de la metformina, un fármaco antidiabético de probada eficacia, que se asocia a una reducción de la morbilidad y la mortalidad en observaciones epidemiológicas. El estudio TAME ("Targeting Aging with Metformin") pretende aclarar si la metformina tiene realmente un efecto modulador del envejecimiento, independientemente de su influencia sobre la glucemia.

7.2 Aplicaciones con éxito en humanos

Aunque muchas terapias para ralentizar el envejecimiento celular aún se encuentran en fase de ensayo clínico, en ya existen ámbitos de aplicación concretos en los que se han documentado los primeros éxitos terapéuticos en humanos. Por ejemplo, un estudio piloto demostró que la administración de un protocolo de triple combinación de hormona del crecimiento, metformina y DHEA (dehidroepiandrosterona) conducía a un rejuvenecimiento mensurable de la edad epigenética. Se trata de uno de los primeros cambios reversibles de la edad biológica en humanos documentados hasta la fecha.

En el campo de la terapia con células madre, se ha avanzado en las enfermedades articulares degenerativas, donde se han utilizado células madre mesenquimales específicamente para la regeneración de tejidos. Los primeros estudios sobre el uso de precursores de NAD^+ -como el mononucleótido de nicotinamida (NMN) o el ribósido de nicotinamida (NR)- también han mostrado efectos positivos sobre los parámetros metabólicos, la fuerza muscular y las funciones cognitivas en sujetos de prueba de edad avanzada. Aunque faltan datos a largo plazo, estos resultados indican un potencial real para las intervenciones que modulan la edad.

7.3 Factores limitantes y aspectos de seguridad

A pesar del significativo aumento en los últimos años del número de estudios científicos centrados en terapias que modulan el envejecimiento, su aplicación clínica sigue estando plagada de una serie de retos fundamentales, algunos de los cuales aún no se han resuelto. Una de las dificultades centrales surge de la ambigüedad biológica y la redundancia funcional de muchas vías de señalización molecular asociadas al envejecimiento celular. Estas vías de señalización no sólo intervienen en los procesos de envejecimiento biológico, sino que también cumplen funciones esenciales en la supresión de tumores, el mantenimiento de la homeostasis tisular y la respuesta inmunitaria a patógenos externos. Por tanto, cualquier intervención terapéutica dirigida a estas vías de señalización conlleva el riesgo inherente de alterar el equilibrio de estos sistemas vitales. En particular, las modificaciones genéticas o epigenéticas pueden conducir a procesos de reprogramación no deseados, que a su vez podrían dar lugar a transformaciones malignas y, por tanto, aumentar el riesgo de cáncer a largo plazo.

Además, la pronunciada heterogeneidad interindividual del envejecimiento humano dificulta un control terapéutico preciso. Las personas no sólo envejecen a ritmos distintos, sino también de maneras diferentes, lo que se refleja tanto en la función como en la firma molecular de sus tejidos. Factores como la predisposición genética, las condiciones ambientales, la nutrición, la actividad física y las enfermedades crónicas contribuyen significativamente a la complejidad del proceso de envejecimiento. Esta diversidad no sólo dificulta el desarrollo de marcadores diagnósticos de aplicación universal, sino que también representa un obstáculo considerable en el desarrollo de conceptos terapéuticos estandarizados. Mientras que los enfoques terapéuticos personalizados ganan cada vez más adeptos en oncología o cardiología, la medicina geriátrica se encuentra todavía en una fase temprana en este sentido, en la que apenas se están empezando a investigar estrategias diferenciadas y específicas para cada paciente.

Otro problema fundamental es la falta de estudios clínicos a gran escala y metodológicamente sólidos. Aunque existen numerosos datos preclínicos prometedores procedentes de modelos animales y estudios clínicos piloto iniciales en seres humanos, faltan estudios a largo plazo aleatorizados y controlados con placebo que evalúen sistemáticamente no sólo los efectos moleculares o funcionales a corto plazo, sino también la seguridad y eficacia a largo plazo. Sin embargo, tales estudios serían esenciales para evaluar la relevancia real de las terapias moduladoras de la edad para la salud humana y, al mismo tiempo, identificar los riesgos potenciales para el individuo y el sistema de salud pública.

La clasificación jurídica y médica del envejecimiento como un proceso biológico natural, que por definición no se considera una condición patológica, también supone un obstáculo normativo. Esta clasificación significa que las sustancias que modifican el envejecimiento no pueden autorizarse como medicamentos en el sentido tradicional, a menos que se utilicen para tratar enfermedades específicas. Dado que el marco reglamentario no está actualmente orientado a las terapias preventivas destinadas a ralentizar o invertir los procesos biológicos de envejecimiento, el desarrollo y los ensayos clínicos de tales sustancias resultan especialmente complejos. A menos que se adapten estas condiciones marco, será difícil para las empresas basadas en la investigación justificar las inversiones en el desarrollo de medicamentos que modulen la edad, sobre todo teniendo en cuenta los elevados costes de los ensayos clínicos y la incertidumbre que rodea a la autorización de comercialización.

En el futuro, será necesario establecer nuevos paradigmas, tanto a nivel científico como normativo, que hagan justicia a la complejidad del envejecimiento y permitan que las terapias moduladoras de la edad se entiendan no sólo como conceptos visionarios, sino como parte integrante de la medicina preventiva del futuro. Para ello será necesaria una estrecha integración de la biología molecular, la investigación clínica, la ética y la economía sanitaria, a fin de aplicar estos prometedores enfoques en un marco responsable.

7.4 Del ratón al ser humano: Transferibilidad de los resultados de los experimentos con animales

Un problema metodológico fundamental de la investigación moderna sobre el envejecimiento es la limitada transferibilidad de los resultados de estudios con animales al organismo humano. Aunque en varios modelos animales, sobre todo en ratones de laboratorio, ha sido posible prolongar considerablemente la vida y retrasar las patologías relacionadas con la edad mediante modificaciones genéticas o intervenciones farmacológicas selectivas, la transferibilidad de estos resultados al ser humano sigue siendo en gran medida inadecuada. Esto se debe no sólo a la considerable complejidad fisiológica del cuerpo humano, sino también al hecho de que la esperanza de vida humana es muchas veces mayor que la de los animales normales de laboratorio, lo que hace casi imposible el escalonamiento lineal de los procesos biológicos.

Además, el desarrollo de enfermedades asociadas a la edad en los seres humanos está sujeto a una génesis claramente multicausal, que incluye factores genéticos, epigenéticos, metabólicos, inmunológicos, ambientales y relacionados con el estilo de vida en una interacción sumamente compleja. Mientras que los ratones de laboratorio suelen ser genéticamente casi idénticos y se mantienen en condiciones estrictamente controladas y libres de patógenos, la realidad de la vida humana se caracteriza por una multitud de variables individuales que influyen significativamente no sólo en el envejecimiento en sí, sino también en la respuesta a las intervenciones terapéuticas. La divergencia resultante entre el entorno controlado del laboratorio y el estilo de vida humano en el mundo real dificulta considerablemente la aplicación directa de los resultados de los experimentos con animales en la práctica clínica.

A pesar de estas limitaciones, los estudios con animales han supuesto sin duda una contribución indispensable a la comprensión fundamental del envejecimiento biológico. Han identificado mecanismos centrales como el acortamiento de los telómeros, la disfunción mitocondrial, los cambios inflamatorios, las modificaciones epigenéticas y la senescencia celular, que se consideran procesos clave del envejecimiento. Estos hallazgos constituyen la base para el desarrollo de estrategias terapéuticas dirigidas a la modulación selectiva de estos procesos. Sin la posibilidad de probar hipótesis biológicas en modelos animales, el conocimiento actual de la biología molecular del envejecimiento y de las posibles estructuras diana terapéuticas sería casi inconcebible.

Ante las limitaciones metodológicas de los modelos animales clásicos, la investigación sobre el envejecimiento recurre cada vez más a planteamientos innovadores para salvar la distancia entre la investigación básica preclínica y la aplicación clínica. Los llamados modelos humanizados, en los que se integran genes, células o tejidos humanos en organismos animales para aumentar la relevancia de los resultados para el ser humano, desempeñan aquí un papel importante. Además, cada vez se utilizan más los organoides tridimensionales, es decir, estructuras tisulares generadas a partir de células madre que reproducen ciertos órganos humanos en miniatura y permiten una comprensión más diferenciada de las interacciones celulares asociadas al envejecimiento.

Este canon de métodos se complementa con avanzados sistemas informáticos de simulación basados en amplios conjuntos de datos biológicos y capaces de modelizar complejas interacciones entre moléculas, células y tejidos. Estos modelos digitales ofrecen la posibilidad de probar virtualmente los efectos de los fármacos, identificar posibles efectos secundarios en una fase temprana y simular individualmente distintas estrategias de intervención en el sentido de un gemelo digital. En combinación con los métodos de alto rendimiento, la inteligencia artificial y la biología de sistemas, se está creando una nueva generación de enfoques de investigación traslacional que podrían permitir una predicción más precisa de la eficacia y tolerabilidad de las terapias de modificación de la edad en humanos a largo plazo.

En este contexto, cabe suponer que la futura investigación sobre el envejecimiento deberá ser cada vez más interdisciplinaria. Sólo mediante una estrecha cooperación entre la biología molecular, la bioinformática, la medicina de sistemas y la investigación clínica será posible cerrar la brecha traslacional entre los modelos animales y la medicina humana y transferir las terapias que modifican la edad de la fase experimental a la atención médica rutinaria . Esta evolución representa no sólo un reto científico, sino también un desafío social que exige un profundo replanteamiento de la política de investigación, la práctica de las autorizaciones y la ética.

7.5 Bibliografía (Capítulo 7)

Alcendor, R. R. (2020). Senolíticos para el rejuvenecimiento de la disfunción cardiovascular relacionada con el envejecimiento: ¿exageración o esperanza? *Geroscience*, 42(4), 1115-1125. https://doi.org/10.1007/s11357-020-00204-w

Baker, D. J., Childs, B. G., Durik, M., Wijers, M. E., Sieben, C. J., Zhong, J., ... & van Deursen, J. M. (2016). Naturally occurring p16Ink4a-positive cells shorten healthy lifespan. *Nature*, 530(7589), 184-189. https://doi.org/10.1038/nature16932

Barzilai, N., Crandall, J. P., Kritchevsky, S. B., & Espeland, M. A. (2016). La metformina como herramienta para combatir el envejecimiento. *Cell Metabolism*, 23(6), 1060-1065. https://doi.org/10.1016/j.cmet.2016.05.011

Justice, J. N., Nambiar, A. M., Tchkonia, T., LeBrasseur, N. K., Pascual, R., Hashmi, S. K., ... & Kirkland, J. L. (2019). Senolíticos en la fibrosis pulmonar idiopática: Resultados de un primer estudio piloto abierto en humanos. *EBioMedicine*, 40, 554-563. https://doi.org/10.1016/j.ebiom.2018.12.052

Longo, V. D., & Antebi, A. (2021). Gerociencia traslacional: Una nueva frontera. *Nature Aging*, 1(1), 6-9. https://doi.org/10.1038/s43587-020-00008-4

Mills, K. F., Yoshida, S., Stein, L. R., Grozio, A., Kubota, S., Sasaki, Y., ... & Imai, S. (2016). La administración a largo plazo de mononucleótido de nicotinamida mitiga el declive fisiológico asociado a la edad en ratones. *Cell Metabolism*, 24(6), 795-806. https://doi.org/10.1016/j.cmet.2016.09.013

Rebo, J., Mehdipour, M., Gathwala, R., Causey, K., Liu, Y., Conboy, M. J., & Conboy, I. M. (2016). A single heterochronic blood exchange reveals rapid inhibition of multiple tissues by old blood. *Nature Communications*, 7, 13363. https://doi.org/10.1038/ncomms13363

Tchkonia, T., & Kirkland, J. L. (2018). Estrategias traslacionales en envejecimiento y enfermedades relacionadas con la edad. *Nature Medicine*, 24(6), 727-730. https://doi.org/10.1038/s41591-018-0082-6

Villeda, S. A., Plambeck, K. E., Middeldorp, J., Castellano, J. M., Mosher, K. I., Luo, J., ... & Wyss-Coray, T. (2014). La sangre joven revierte los deterioros relacionados con la edad en la función cognitiva y la plasticidad sináptica en ratones. *Nature Medicine*, 20(6), 659-663. https://doi.org/10.1038/nm.3569

Zhang, H., Ryu, D., Wu, Y., Gariani, K., Wang, X., Luan, P., ... & Auwerx, J. (2016). NAD$^+$ repletion improves mitochondrial and stem cell function and enhances life span in mice. *Science*, 352(6292), 1436-1443. https://doi.org/10.1126/science.aaf2693

8. Perspectivas éticas, sociales y económicas

La perspectiva de influir específicamente en el envejecimiento celular y, por tanto, ralentizar, detener o incluso invertir los procesos de envejecimiento abre oportunidades médicas y tecnológicas de gran alcance. Al mismo tiempo, plantea una serie de complejas cuestiones éticas, sociales y económicas que van más allá de la dimensión científica. En un momento en el que las innovaciones médicas se desarrollan con rapidez y la frontera entre terapia, optimización y mejora es cada vez más difusa, es esencial una reflexión crítica sobre las implicaciones de las intervenciones moduladoras del envejecimiento celular. En la siguiente sección se destacan los principales ámbitos de debate derivados de la aplicación de estas tecnologías a nivel individual, social y global.

8.1 Cuestiones éticas de la prolongación de la vida y el rejuvenecimiento

La prolongación selectiva de la vida toca cuestiones fundamentales de la existencia humana: ¿Qué significa envejecer? ¿Es el envejecimiento una parte natural de la vida o una enfermedad que debe tratarse? Influir en el envejecimiento celular sacude las nociones establecidas de ciclos vitales, biografía y finitud. Los críticos advierten que luchar por la inmortalidad biológica podría conducir a una devaluación del envejecimiento natural y a una devaluación de la muerte. Otros lo consideran un progreso ético, ya que podría evitarse el sufrimiento innecesario, reforzarse la autonomía del individuo y desarrollarse aún más el potencial humano.

La distinción entre tratamiento médico legítimo y autooptimización cuestionable plantea un reto particular. Mientras que el tratamiento de las enfermedades relacionadas con la edad está ampliamente aceptado, el uso profiláctico de terapias que modulan la edad -sobre todo en individuos sanos- es objeto de un debate crítico. Además, se plantean cuestiones de consentimiento informado, sobre todo en el caso de intervenciones genéticas o celulares complejas, cuyos efectos a largo plazo no pueden evaluarse adecuadamente.

8.2 Desigualdades en la disponibilidad de terapias moduladoras de la edad

Un problema ético central es la cuestión de la equidad en el acceso a las nuevas terapias. El acceso a servicios sanitarios de alta calidad ya está muy desigualmente distribuido en todo el mundo. Existe un peligro real de que estas desigualdades se agraven aún más con procedimientos antienvejecimiento altamente especializados y caros. Los sectores ricos de la población podrían permitirse la longevidad, mientras que los más pobres se verían abandonados a las consecuencias negativas del envejecimiento. Existe el riesgo de que surja una "sociedad biológica de dos niveles", en la que no sólo se acentúen las diferencias sociales, sino también las fisiológicas.

La regulación y el control político de estos avances será una tarea clave en el futuro. Las cuestiones de financiación solidaria, priorización en el sistema sanitario y accesibilidad global cobrarán aún más importancia a medida que la medicina geriátrica celular se vaya imponiendo. Organizaciones internacionales como la OMS, pero también los consejos éticos nacionales, tendrán que desempeñar un papel importante en este sentido.

8.3 Impacto económico en los sistemas sanitarios y sociales

Las implicaciones económicas de las terapias moduladoras de la edad son ambivalentes. Por un lado, prometen un considerable potencial de ahorro: si se consigue retrasar o prevenir por completo la aparición de enfermedades crónicas, podrían reducirse drásticamente los gastos en cuidados, medicación y hospitalización. La productividad y la independencia en la vejez aumentarían, lo que a su vez podría aliviar la carga de los sistemas de seguridad social. En este escenario, el envejecimiento ya no se ve en como un factor de coste inevitable, sino como un proceso que puede modelarse y que tiene beneficios económicos para la salud.

Por otra parte, la investigación, el desarrollo y la aplicación de terapias novedosas conllevan inicialmente costes considerables. Los medicamentos altamente especializados, los tratamientos génicos o celulares individualizados y los procedimientos de diagnóstico de apoyo son caros y requieren mucho capital. Existe el riesgo de que el sistema sanitario se centre en la costosa tecnología punta y descuide las estrategias tradicionales de prevención o los servicios asistenciales de bajo umbral. También podría aumentar la presión sobre las personas mayores para que busquen tratamiento a fin de seguir siendo productivas, lo que crearía nuevas formas de discurso sobre la edad y de expectativas sociales.

8.4 Transhumanismo e implicaciones filosóficas

La posibilidad de controlar específicamente el proceso de envejecimiento afecta también a cuestiones de antropología filosófica. Tradicionalmente, los seres humanos se definen a sí mismos por su finitud, por la limitación de su tiempo en la Tierra, por la fugacidad y la muerte. El transhumanismo, como movimiento filosófico-tecnológico, cuestiona radicalmente esta idea. Aspira a que supere los límites biológicos y a un estado "posthumano" en el que la evolución biológica sea sustituida por el autodiseño técnico.

El rejuvenecimiento selectivo o incluso la inmortalidad potencial no sólo suponen un reto en términos de tecnología médica, sino también cultural, psicológica y espiritualmente. ¿Qué significaría para la imagen que tenemos de nosotros mismos que la edad y la muerte dejaran de ser un hecho? ¿Qué consecuencias tendría un mundo en el que algunas personas vivieran mucho más que otras? ¿Qué responsabilidad tienen los individuos y las sociedades si la vida puede prolongarse en principio?

Estas preguntas lo demuestran: Influir en el envejecimiento celular no es sólo un proyecto biológico, sino también profundamente normativo. Requiere un debate interdisciplinario en el que la medicina, la ética, la sociología, la filosofía y la política tengan la misma voz. Sólo así será posible abordar de forma sostenible y responsable una de las innovaciones más trascendentales de nuestro tiempo.

8.5 Bibliografía (Capítulo 8)

Binstock, R. H. (2004). La guerra contra la "medicina antienvejecimiento". *The Gerontologist*, 44(3), 305-311. https://doi.org/10.1093/geront/44.3.305

Caplan, A. L. (2005). La muerte como proceso antinatural: ¿Por qué es un error buscar una cura para el envejecimiento? *EMBO Reports*, 6(S1), S72-S75. https://doi.org/10.1038/sj.embor.7400437

Daniels, N. (2008). Just health: Meeting health needs fairly. Cambridge University Press.

Fukuyama, F. (2002). *Nuestro futuro posthumano: Consecuencias de la revolución biotecnológica.* Farrar, Straus y Giroux.

Juengst, E. T., Binstock, R. H., Mehlman, M. J., Post, S. G., & Whitehouse, P. J. (2003). Biogerontology, "anti-aging medicine," and the challenges of human enhancement. *Hastings Centre Report,* 33(4), 21-30. https://doi.org/10.2307/3528430

Kass, L. R. (2001). L'Chaim y sus límites: ¿Por qué no la inmortalidad? *First Things,* 113, 17-24.

Kirkland, J. L., y Tchkonia, T. (2017). Senescencia celular: una perspectiva traslacional. *EBioMedicine,* 21, 21-28. https://doi.org/10.1016/j.ebiom.2017.04.013

Olshansky, S. J., Perry, D., Miller, R. A., & Butler, R. N. (2007). Persiguiendo el dividendo de la longevidad: Objetivos científicos para un mundo que envejece. *Anales de la Academia de Ciencias de Nueva York,* 1114(1), 11-13. https://doi.org/10.1196/annals.1396.023

Schweda, M., Pfaller, L., Adloff, F., & Kroll, C. (2017). *Envejecimiento y naturaleza humana: Perspectivas desde la antropología filosófica y la bioética.* Springer.

Tirosh-Samuelson, H., y Mossman, K. (Eds.). (2012). *¿Construir mejores humanos? Reenfocando el debate sobre el transhumanismo.* Peter Lang.

Turner, L. (2004). Bioethics in a multicultural world: Medicine and morality in pluralistic settings. *Health Care Analysis*, 12(3), 205-217. https://doi.org/10.1023/B:HCAN.0000041182.86670.62

9. Futuros campos de investigación y visiones

A pesar de los importantes avances logrados, la investigación sobre el envejecimiento celular se encuentra aún en los inicios de su madurez traslacional. Los descubrimientos de las últimas décadas han hecho tambalearse la idea científica de que la edad es un destino biológico inmutable. En su lugar, se perfila cada vez más una imagen en la que el envejecimiento parece ser un proceso que puede regularse y potencialmente influirse. Por tanto, la investigación futura no sólo se centrará en perfeccionar los métodos y agentes existentes, sino también en desarrollar estrategias integradoras que combinen componentes moleculares, sistémicos, tecnológicos y sociales. Estas visiones abarcan desde la medicina preventiva contra el envejecimiento y la terapia combinada para el rejuvenecimiento sistémico hasta ambiciosos escenarios de envejecimiento controlable o incluso reversible.

9.1 El rejuvenecimiento celular como medicina preventiva

Un enfoque de futuro que está adquiriendo cada vez más relevancia científica y política sanitaria es la integración del diagnóstico del envejecimiento celular en la atención médica preventiva. El objetivo ya no es sólo tratar las enfermedades relacionadas con la edad en el estadio clínico manifiesto, sino reconocer el propio proceso de envejecimiento como factor de riesgo primario de diversas enfermedades crónicas en una fase temprana, vigilarlo específicamente e influir en él terapéuticamente. Este paradigma se basa en la constatación de que el envejecimiento biológico es un proceso dinámico, mensurable y potencialmente modulable, cuyo curso varía enormemente de un individuo a otro y comienza décadas antes de la aparición de los síntomas clínicos de los cambios patológicos.

La aplicación práctica de este modelo requiere el desarrollo y la validación de biomarcadores estandarizados de alta sensibilidad capaces de determinar con precisión la edad biológica de un individuo en contraste con la edad cronológica. Tales biomarcadores no sólo deben ser aplicables y reproducibles en diferentes tejidos, sino que también deben ofrecer un claro valor pronóstico con respecto a la futura pérdida de funciones, los riesgos de enfermedad y la calidad de vida. Los marcadores epigenéticos, en particular los patrones de metilación del ADN, se consideran actualmente especialmente prometedores, ya que representan una firma acumulativa de los procesos biológicos de envejecimiento y ya indican posibilidades iniciales de aplicación clínica en forma de los denominados relojes epigenéticos. Además, podrían utilizarse métodos de medición basados en los telómeros, firmas inflamatorias, perfiles metabólicos y marcadores de senescencia celular o disfunción mitocondrial para crear un perfil de edad lo más completo y diferenciado posible.

En combinación con cribados epigenéticos periódicos, exámenes de salud multimodales y la creación de perfiles de riesgo individualizados basados en datos genéticos, de biología molecular, metabólicos y relacionados con el estilo de vida, podría surgir un nuevo modelo de prevención que amplíe radicalmente la medicina preventiva tradicional. En este modelo, la salud ya no se entendería como un estado dicotómico que se presenta o se pierde, sino como un equilibrio continuo que puede reconocerse en una fase temprana cuando se altera y estabilizarse de forma selectiva. Esto abre la posibilidad de iniciar intervenciones preventivas -ya sea a través de la nutrición, el ejercicio, la modulación farmacológica, los enfoques terapéuticos epigenéticos o los procedimientos celulares novedosos- no de forma reactiva cuando se presenta un riesgo, sino de forma proactiva sobre la base de un perfil de edad que evoluciona dinámicamente.

Un enfoque preventivo individualizado de este tipo no sólo podría mejorar significativamente la calidad de vida en la vejez y reducir la incidencia de las enfermedades crónicas, sino también aliviar a largo plazo la carga del sistema sanitario al desplazar el centro de atención del tratamiento costoso de las enfermedades que se han manifestado a la prevención rentable de los daños estructurales y funcionales. Al mismo tiempo, este modelo requeriría una reevaluación fundamental de la autoimagen médica, en la que el envejecimiento ya no se acepte como un proceso biológico inevitable, sino que se entienda como un objetivo tratable.

Sin embargo, el éxito del establecimiento de un modelo de este tipo no sólo requiere innovaciones técnicas, sino también decisiones estructurales, éticas y reglamentarias. Las cuestiones relativas a la protección de datos, la accesibilidad equitativa y la distinción entre la promoción legítima de la salud y la optimización médica son retos clave que deben abordarse mediante consenso social. Sólo si es posible combinar el potencial científico con un marco de actuación socialmente responsable podrá hacerse realidad el objetivo de la prevención del envejecimiento orientada al futuro en toda la población.

9.2 Terapias combinadas y medicina antienvejecimiento personalizada

Lo más probable es que el futuro de la terapia del envejecimiento celular no resida en la monoterapia, sino en intervenciones combinadas que aborden distintos niveles del proceso de envejecimiento. Estas terapias combinadas podrían, por ejemplo, combinar senolíticos con reprogramación epigenética, moduladores metabólicos con terapias del microbioma o estímulos físicos con nanomedicina dirigida. El éxito de estos enfoques depende en gran medida de la capacidad de comprender las vías individuales de envejecimiento y desarrollar estrategias de tratamiento personalizadas. La medicina geriátrica personalizada, tal y como está surgiendo en la actualidad, se apoya en diagnósticos asistidos por IA, análisis genómicos y algoritmos terapéuticos de aprendizaje. Podría establecer una forma de medicina cuyo objetivo no sea sólo curar, sino también lograr una resiliencia celular sostenible.

9.3 El envejecimiento como proceso controlable: ¿utopía o realidad?

La idea de dejar de considerar el proceso de envejecimiento como un destino biológico irrevocable y verlo como un proceso que en principio puede controlarse y potencialmente incluso invertirse marca un profundo cambio de paradigma en la biomedicina moderna. Este planteamiento opera en la interfaz entre la ciencia visionaria y la reflexión filosófica fundamental sobre la naturaleza del ser humano, los límites de la acción médica y la relación entre naturaleza, tecnología y ética. La idea de que las intervenciones biotecnológicas selectivas en la organización molecular de la vida -ya sea a nivel de la arquitectura celular, la codificación genética o el control epigenético- podrían permitir influir en el curso del envejecimiento plantea un reto no sólo para la investigación experimental, sino también para los supuestos normativos básicos de nuestra sociedad.

En el plano de la biología molecular, existen ya los primeros indicios convincentes de que el envejecimiento no es un proceso estrictamente irreversible, sino que puede ralentizarse, detenerse o invertirse parcialmente, al menos en ciertos aspectos, mediante intervenciones selectivas. Por ejemplo, los estudios con modelos animales transgénicos muestran que la reprogramación controlada de las células somáticas -por ejemplo, mediante la activación temporal de los factores de Yamanaka- puede conducir al rejuvenecimiento funcional de los tejidos sin desembocar necesariamente en su completa desdiferenciación o degeneración. También se ha observado in vitro la restauración de características epigenéticas juveniles en líneas celulares humanas, por ejemplo mediante la modificación dirigida de patrones de metilación del ADN, enzimas asociadas a histonas o moléculas de ARN no codificante. Además, se han desarrollado enfoques farmacológicos que modulan las cascadas de señalización asociadas al envejecimiento, eliminan las células senescentes o corrigen las disfunciones mitocondriales, estabilizando así la función celular.

Estos prometedores enfoques ilustran que el envejecimiento a nivel celular y molecular no es un proceso lineal e irreversible, sino que puede entenderse más bien como un estado plástico y dependiente del contexto , cuyo curso puede en principio influenciarse. El reto principal consiste ahora en traducir estos descubrimientos en protocolos médicos controlables, seguros, estandarizados y reproducibles que puedan aplicarse no sólo experimentalmente, sino también clínicamente. Deben analizarse exhaustivamente tanto los efectos a corto plazo como las consecuencias a largo plazo con respecto a la seguridad, estabilidad e integridad de las células diana. Una dificultad particular reside en el control preciso de tales intervenciones para evitar cualquier riesgo de reprogramación incontrolada, desarrollo tumoral o desregulación funcional. El desarrollo de sistemas reversibles y de dosificación fina que sean eficaces en función del contexto y del tejido será uno de los principales focos de investigación en la próxima década.

Desde un punto de vista técnico, hoy en día ya es posible revertir parcialmente los procesos de envejecimiento celular en determinadas condiciones, lo que podría allanar el camino a nuevas estrategias terapéuticas, por ejemplo para regenerar tejidos dañados, prevenir enfermedades relacionadas con la edad o mantener el rendimiento cognitivo y físico en la vejez. Sin embargo, esta perspectiva es muy ambivalente desde el punto de vista ético, social y normativo. El paso del tratamiento de enfermedades específicas a la modulación selectiva de un proceso vital antes entendido como "natural" plantea cuestiones fundamentales: ¿Quién debe tener acceso a estas terapias? ¿Qué riesgos son aceptables en relación con los posibles beneficios individuales o sociales? ¿Se deshumaniza o se reinterpreta el envejecimiento mediante el control técnico? ¿Y cuál es la relación entre la idea de "rejuvenecimiento" y las ideas sociales de madurez, dignidad y ciclo vital?

Al mismo tiempo, el marco reglamentario de tales procedimientos ha estado hasta ahora insuficientemente definido. Como el envejecimiento no está clasificado como enfermedad en el sentido tradicional, el desarrollo de las intervenciones correspondientes no está sujeto a una lógica de autorización clara, como la que existe para los medicamentos oncológicos o cardiovasculares. La falta de directrices normativas no sólo complica el ensayo clínico de posibles procedimientos, sino también su integración en los conceptos médico-éticos existentes. Esto hace aún más necesario un debate abierto, no sólo en biomedicina sino también en la sociedad y la política, sobre cómo debe entenderse el envejecimiento en el siglo XXI: como una fatídica secuencia de pérdidas funcionales o como un proceso dinámico que puede modelarse.

La perspectiva a largo plazo es el desarrollo de una nueva medicina del envejecimiento que no se centre principalmente en el tratamiento de los puntos finales patológicos, sino en la preservación de la capacidad funcional, la autonomía y la calidad de vida mediante intervenciones proactivas y con base científica en el propio proceso de envejecimiento. Este objetivo no sólo es ambicioso desde el punto de vista médico y tecnológico, sino que también afecta a cuestiones fundamentales sobre el futuro del ser humano en el campo de tensión entre biología, tecnología y cultura.

9.4 Estrategias globales

El envejecimiento biológico y médico es un fenómeno mundial que trasciende las fronteras nacionales. En este contexto, la cooperación internacional en materia de investigación, regulación e intercambio de conocimientos es cada vez más importante. Plataformas mundiales como las iniciativas de la OMS sobre longevidad saludable, los consorcios internacionales del genoma y el epigenoma o la creación de bases de datos transfronterizas sobre el envejecimiento constituyen la base de una agenda de innovación conjunta. En el futuro, podrían surgir alianzas multinacionales de investigación, asociaciones público-privadas y proyectos a largo plazo financiados por el Estado que sean comparables a la investigación sobre el cáncer o el sida en cuanto a su amplio impacto social. La armonización de las normas éticas, los procedimientos de aprobación y las directrices de protección de datos también desempeñará un papel fundamental en este sentido.

9.5 Bibliografía (Capítulo 9)

Barzilai, N., Cuervo, A. M., Austad, S., & Sinclair, D. A. (2021). El envejecimiento como objetivo biológico para la prevención y la terapia. *JAMA*, 326(17), 1735-1736. https://doi.org/10.1001/jama.2021.17250

Church, G. M., Regis, E., & Seidel, M. (2012). *Regénesis: Cómo la biología sintética reinventará la naturaleza y a nosotros mismos*. Basic Books.

Kennedy, B. K., Berger, S. L., Brunet, A., Campisi, J., Cuervo, A. M., Epel, E. S., ... & Sierra, F. (2014). Gerociencia: Relacionando el envejecimiento con las enfermedades crónicas. *Cell*, 159(4), 709-713.
https://doi.org/10.1016/j.cell.2014.10.039

Lopez-Otin, C., Blasco, M. A., Partridge, L., Serrano, M., & Kroemer, G. (2013). Las señas de identidad del envejecimiento. *Cell*, 153(6), 1194-1217.
https://doi.org/10.1016/j.cell.2013.05.039

Maher, B. (2020). La píldora antienvejecimiento, base del auge de la biotecnología. *Nature*, 579(7800), 183-184.
https://doi.org/10.1038/d41586-020-00677-3

Olshansky, S. J., Perry, D., Miller, R. A., & Butler, R. N. (2006). Persiguiendo el dividendo de la longevidad: Objetivos científicos para un mundo que envejece. *The Scientist*, 20(3), 28-36.

Partridge, L., Fuentealba, M., & Kennedy, B. K. (2020). The quest to slow ageing through drug discovery. *Nature Reviews Drug Discovery*, 19(8), 513-532.
https://doi.org/10.1038/s41573-020-0067-7

Schork, N. J. (2015). Medicina personalizada: la hora de los ensayos unipersonales. *Nature*, 520(7549), 609-611. https://doi.org/10.1038/520609a

Timmers, P. R. H. J., Wilson, J. F., Joshi, P. K., & Deelen, J. (2020). Multivariate genomic scan implicates novel loci and haem metabolism in human ageing. *Nature Communications*, 11, 3570. https://doi.org/10.1038/s41467-020-17312-z

Naciones Unidas. (2023). *World Population Ageing 2023*. Departamento de Asuntos Económicos y Sociales, División de Población. https://www.un.org/development/desa/pd

10. Observaciones finales

La investigación científica sobre el envejecimiento celular ha experimentado un notable desarrollo en las últimas décadas. Lo que antes se consideraba un destino biológico irrevocable parece ser ahora un proceso dinámico y molecularmente controlable. El descubrimiento de mecanismos celulares centrales -desde el acortamiento de los telómeros, el daño del ADN y el estrés mitocondrial hasta la reprogramación epigenética- no sólo ha profundizado nuestra comprensión del envejecimiento, sino que también ha abierto nuevos horizontes terapéuticos y diagnósticos. Por tanto, la transición de una medicina geriátrica orientada a los síntomas a una medicina preventiva, regenerativa y potencialmente rejuvenecedora ya no es sólo una visión, sino un objetivo concreto de la investigación multidisciplinar.

Esto demuestra que el envejecimiento celular no puede entenderse como un fenómeno aislado a nivel celular, sino como un componente integrador de los procesos de envejecimiento sistémico que afectan a toda la estructura biológica, funcional y psicosocial de un organismo. Los efectos de las células senescentes sobre el sistema inmunitario, el sistema nervioso central, el sistema cardiovascular y la musculatura no sólo son relevantes desde el punto de vista fisiopatológico, sino también desde el punto de vista social. Los procesos de envejecimiento son una causa coadyuvante y un acelerador de numerosas enfermedades crónicas

, por lo que constituyen un ámbito de actuación clave para la política sanitaria.

Los enfoques terapéuticos para influir en el envejecimiento celular son tan variados como ambiciosos. Mientras que la restricción calórica, la actividad física y ciertos suplementos dietéticos ya están disponibles como intervenciones de bajo umbral, el desarrollo de procedimientos altamente especializados como los senolíticos, la reprogramación epigenética, la edición del genoma basada en CRISPR y las terapias con células madre está progresando rápidamente. Estas tecnologías encierran un enorme potencial, pero también plantean nuevos retos para la práctica médica, por ejemplo en términos de seguridad, aceptabilidad ética, accesibilidad y efectos a largo plazo.

Al mismo tiempo, es evidente que el éxito de la traslación de estos descubrimientos científicos a la práctica clínica requiere una estrecha interacción con las condiciones marco sociales, económicas y normativas. El debate sobre una distribución equitativa de las terapias antienvejecimiento, sobre el significado normativo de la prolongación de la vida y sobre los límites entre tratamiento médico y mejora es tan urgente como el ulterior desarrollo de mecanismos adecuados de control ético y jurídico. En una sociedad global que envejece, con una esperanza de vida cada vez mayor y, simultáneamente, una creciente desigualdad social, la cuestión del "cómo" envejecer no sólo tiene una importancia individual, sino también global.

Conceptos de futuro como la medicina geriátrica preventiva, la terapia combinada, la medicina sistémica y la integración de la inteligencia artificial prometen no sólo acompañar el envejecimiento, sino darle forma activamente. La integración sistemática de datos multiómicos, el uso de sistemas de diagnóstico y terapia inteligentes y la incorporación de perfiles de envejecimiento individuales en planes de tratamiento personalizados marcan un cambio de paradigma en la medicina del siglo XXI.

Por tanto, la visión de una longevidad saludable -es decir, una duración máxima de la vida con una carga mínima de enfermedad- ya no parece utópica, sino un objetivo realista, aunque a largo plazo. El factor decisivo será si es posible armonizar el progreso científico con la responsabilidad ética, la innovación tecnológica con la justicia social y el rejuvenecimiento individual con los cuidados colectivos. El futuro de la medicina geriátrica reside en este equilibrio, no como elixir de la inmortalidad, sino como camino hacia un envejecimiento autodeterminado, digno y saludable para todos.

11. Bibliografía completa (orden alfabético)

Akbar, A. N., y Henson, S. M. (2011). ¿Están la senescencia y el agotamiento entrelazados o son procesos no relacionados que comprometen la inmunidad? Nature Reviews Immunology, 11(4), 289-295.

Alcendor, R. R. (2020). Senolíticos para el rejuvenecimiento de la disfunción cardiovascular relacionada con el envejecimiento: ¿exageración o esperanza? Geroscience, 42(4), 1115-1125.

Baker, D. J., Childs, B. G., Durik, M., Wijers, M. E., Sieben, C. J., Zhong, J., ... & van Deursen, J. M. (2016). Naturally occurring p16Ink4a-positive cells shorten healthy lifespan. Nature, 530(7589), 184-189.

Baker, D. J., Wijshake, T., Tchkonia, T., Lebrasseur, N. K., Childs, B. G., van de Sluis, B., ... & van Deursen, J. M. (2011). La eliminación de células senescentes p16Ink4a-positivas retrasa los trastornos asociados al envejecimiento. Nature, 479(7372), 232-236.

Barzilai, N., Crandall, J. P., Kritchevsky, S. B., & Espeland, M. A. (2016). La metformina como herramienta para combatir el envejecimiento. Cell Metabolism, 23(6), 1060-1065.

Barzilai, N., Cuervo, A. M., Austad, S., & Sinclair, D. A. (2021). El envejecimiento como objetivo biológico para la prevención y la terapia. JAMA, 326(17), 1735-1736.

Baur, J. A., & Sinclair, D. A. (2006). Therapeutic potential of resveratrol: The in vivo evidence. Nature Reviews Drug Discovery, 5(6), 493-506.

Bell, C. G., Lowe, R., Adams, P. D., Baccarelli, A. A., Beck, S., Bell, J. T., ... & Horvath, S. (2019). Relojes de envejecimiento de la metilación del ADN: Retos y recomendaciones. Genome Biology, 20, 249.

Belmonte, J. C. I., Callaway, E. M., Caddick, S. J., Church, G. M., Feng, G., Homanics, G. E., ... & Zhang, F. (2015). Cerebros, genes y primates. Neuron, 86(3), 617-631.

Binstock, R. H. (2004). La guerra contra la "medicina antienvejecimiento". The Gerontologist, 44(3), 305-311.

Blackburn, E. H., Epel, E. S., & Lin, J. (2015). Human telomere biology: A contributory and interactive factor in aging, disease risks, and protection. Science, 350(6265), 1193-1198.

Brunet, A., Berger, S. L., Epigenomics of Aging Working Group, & NIH Roadmap Epigenomics Programme. (2021). Epigenética del envejecimiento y la longevidad. Cell, 184(12), 3088-3100.

Campisi, J. (2013). Envejecimiento, senescencia celular y cáncer. Annual Review of Physiology, 75, 685-705.

Campisi, J. (2014). Envejecimiento, senescencia celular y cáncer. Annual Review of Physiology, 75, 685-705.

Campisi, J., Kapahi, P., Lithgow, G. J., Melov, S., Newman, J. C., & Verdin, E. (2019). De los descubrimientos en la investigación del envejecimiento a la terapéutica para un envejecimiento saludable. Nature, 571(7764), 183-192.

Caplan, A. L. (2005). La muerte como proceso antinatural: ¿Por qué es un error buscar una cura para el envejecimiento? EMBO Reports, 6(S1), S72-S75.

Childs, B. G., Durik, M., Baker, D. J., & van Deursen, J. M. (2015). Senescencia celular en el envejecimiento y las enfermedades relacionadas con la edad: De los mecanismos a la terapia. Nature Medicine, 21(12), 1424-1435.

Childs, B. G., Gluscevic, M., Baker, D. J., Laberge, R. M., Marquess, D., Dananberg, J., & van Deursen, J. M. (2017). Células senescentes: Una diana emergente para las enfermedades del envejecimiento. Nature Reviews Drug Discovery, 16(10), 718-735.

Church, G. M., Regis, E., & Seidel, M. (2012). Regénesis: Cómo la biología sintética reinventará la naturaleza y a nosotros mismos. Basic Books.

Conboy, I. M., & Rando, T. A. (2012). Heterochronic parabiosis for the study of the effects of aging on stem cells and their niches. Cell Cycle, 11(12), 2260-2267.

Daniels, N. (2008). Just health: Meeting health needs fairly. Cambridge University Press.

Fang, E. F., Lautrup, S., Hou, Y., Demarest, T. G., Croteau, D. L., Mattson, M. P., & Bohr, V. A. (2019). NAD$^+$ en el envejecimiento: Mecanismos moleculares e implicaciones traslacionales. Tendencias en medicina molecular, 25(3), 216-235.

Field, A. E., Robertson, N. A., Wang, T., Havas, A., Ideker, T., & Adams, P. D. (2018). Relojes de metilación del ADN en el envejecimiento: Categorías, causas y consecuencias. Molecular Cell, 71(6), 882-895.

Finkel, T., Serrano, M., & Blasco, M. A. (2007). La biología común del cáncer y el envejecimiento. Nature, 448(7155), 767-774.

Fontana, L., y Partridge, L. (2015). Promoción de la salud y la longevidad a través de la dieta: De los organismos modelo a los seres humanos. Cell, 161(1), 106-118.

Fukuyama, F. (2002). Nuestro futuro posthumano: Consecuencias de la revolución biotecnológica. Farrar, Straus y Giroux.

Furman, D., Campisi, J., Verdin, E., Carrera-Bastos, P., Targ, S., Franceschi, C., ... & Slavich, G. M. (2019). Inflamación crónica en la etiología de la enfermedad a lo largo de la vida. Nature Medicine, 25(12), 1822-1832.

Gomes, A. P., Price, N. L., & Sinclair, D. A. (2013). Detección de nutrientes, señalización metabólica y envejecimiento. Cell, 155(6), 1339-1355.

Horvath, S. (2013). Edad de metilación del ADN de los tejidos humanos y tipos de células. Biología del genoma, 14(10), R115.

Huang, Y., & Bickel, P. J. (2021). Aprendizaje automático en la investigación del envejecimiento. Nature Aging, 1(4), 327-335.

Juengst, E. T., Binstock, R. H., Mehlman, M. J., Post, S. G., & Whitehouse, P. J. (2003). Biogerontology, "anti-aging medicine," and the challenges of human enhancement. Informe del Centro Hastings, 33(4), 21-30.

Justice, J. N., Nambiar, A. M., Tchkonia, T., LeBrasseur, N. K., Pascual, R., Hashmi, S. K., ... & Kirkland, J. L. (2019). Senolíticos en la fibrosis pulmonar idiopática: Resultados de un primer estudio piloto abierto en humanos. EBioMedicine, 40, 554-563.

Jylhävä, J., Pedersen, N. L., & Hägg, S. (2017). Predictores biológicos de la edad. EBioMedicine, 21, 29-36.

Kass, L. R. (2001). L'Chaim y sus límites: ¿Por qué no la inmortalidad? First Things, 113, 17-24.

Kennedy, B. K., Berger, S. L., Brunet, A., Campisi, J., Cuervo, A. M., Epel, E. S., ... & Sierra, F. (2014). Gerociencia: Relacionando el envejecimiento con las enfermedades crónicas. Cell, 159(4), 709-713.

Kirkland, J. L., y Tchkonia, T. (2017). Senescencia celular: una perspectiva traslacional. EBioMedicine, 21, 21-28.

Kirkland, J. L., Tchkonia, T., Zhu, Y., Niedernhofer, L. J., & Robbins, P. D. (2017). El potencial clínico de los fármacos senolíticos. Revista de la Sociedad Americana de Geriatría, 65(10), 2297-2301.

Kowalczyk, M. S., Tirosh, I., Heckl, D., Rao, T. N., Dixit, A., Haas, B. J., ... & Regev, A. (2015). Single-cell RNA-seq reveals changes in cell cycle and differentiation programs upon aging of hematopoietic stem cells. Genome Research, 25(12), 1860-1872.

Kowald, A., y Kirkwood, T. B. L. (2016). Se puede programar el envejecimiento? Una revisión crítica de la literatura. Aging Cell, 15(6), 986-998.

Lehallier, B., Gate, D., Schaum, N., Nanasi, T., Lee, S. E., Yousef, H., ... & Wyss-Coray, T. (2019). Cambios ondulantes en los perfiles del proteoma del plasma humano a lo largo de la vida. Nature Medicine, 25(12), 1843-1850.

Levine, M. E., Lu, A. T., Quach, A., Chen, B. H., Assimes, T. L., Bandinelli, S., ... & Horvath, S. (2018). Un biomarcador epigenético del envejecimiento para la esperanza de vida y la salud. Aging, 10(4), 573-591.

Longo, V. D., & Antebi, A. (2021). Gerociencia traslacional: Una nueva frontera. Nature Aging, 1(1), 6-9.

Longo, V. D., & Panda, S. (2016). El ayuno, los ritmos circadianos y la alimentación restringida en el tiempo en la vida sana. Metabolismo celular, 23(6), 1048-1059.

Lopez-Otin, C., Blasco, M. A., Partridge, L., Serrano, M., & Kroemer, G. (2013). Las señas de identidad del envejecimiento. Cell, 153(6), 1194-1217.

Lu, A. T., Quach, A., Wilson, J. G., Reiner, A. P., Aviv, A., Raj, K., ... & Horvath, S. (2019). La metilación del ADN GrimAge predice fuertemente la esperanza de vida y la healthspan. Aging, 11(2), 303-327.

Lu, Y., Brommer, B., Tian, X., Krishnan, A., Meer, M., Wang, C., ... & Sebastiano, V. (2020). Reprogramación para recuperar la información epigenética juvenil y restaurar la visión. Nature, 588(7836), 124-129.

Maher, B. (2020). La píldora antienvejecimiento, base del auge de la biotecnología. Nature, 579(7800), 183-184.

McHugh, D., & Gil, J. (2018). Senescencia y envejecimiento: Causas, consecuencias y vías terapéuticas. The Journal of Cell Biology, 217(1), 65-77.

Mills, K. F., Yoshida, S., Stein, L. R., Grozio, A., Kubota, S., Sasaki, Y., ... & Imai, S. (2016). La administración a largo plazo de mononucleótido de nicotinamida mitiga el declive fisiológico asociado a la edad en ratones. Metabolismo celular, 24(6), 795-806.

Ocampo, A., Reddy, P., Martínez-Redondo, P., Platero-Luengo, A., Hatanaka, F., Hishida, T., ... & Izpisua Belmonte, J. C. (2016). In vivo amelioration of age-associated hallmarks by partial reprogramming. Cell, 167(7), 1719-1733.e12.

Ogrodnik, M., Miwa, S., Tchkonia, T., Tiniakos, D., Wilson, C. L., Lahat, A., ... & Passos, J. F. (2017). Cellular senescence drives age-dependent hepatic steatosis. Nature Communications, 8, 15691.

Olshansky, S. J., Perry, D., Miller, R. A., & Butler, R. N. (2006). Persiguiendo el dividendo de la longevidad: Objetivos científicos para un mundo que envejece. The Scientist, 20(3), 28-36.

Olshansky, S. J., Perry, D., Miller, R. A., & Butler, R. N. (2007). Persiguiendo el dividendo de la longevidad: Objetivos científicos para un mundo que envejece. Anales de la Academia de Ciencias de Nueva York, 1114(1), 11-13.

Partridge, L., Fuentealba, M., & Kennedy, B. K. (2020). The quest to slow ageing through drug discovery. Nature Reviews Drug Discovery, 19(8), 513-532.

Passos, J. F., & von Zglinicki, T. (2006). Oxygen free radicals in cell senescence: Are they signal transducers? Free Radical Research, 40(12), 1277-1283.

Rebo, J., Mehdipour, M., Gathwala, R., Causey, K., Liu, Y., Conboy, M. J., & Conboy, I. M. (2016). A single heterochronic blood exchange reveals rapid inhibition of multiple tissues by old blood. Nature Communications, 7, 13363.

Riera, C. E., Dillin, A. (2015). Inclinando la balanza metabólica hacia la longevidad. Cell Metabolism, 23(6), 970-979.

Rizza, W., Veronese, N. y Fontana, L. (2014). ¿Qué papel desempeñan la restricción calórica y la calidad de la dieta en la promoción de una longevidad saludable? Ageing Research Reviews, 13, 38-45.

Schork, N. J. (2015). Medicina personalizada: la hora de los ensayos unipersonales. Nature, 520(7549), 609-611.

Schweda, M., Pfaller, L., Adloff, F., & Kroll, C. (2017). Envejecimiento y naturaleza humana: Perspectivas desde la antropología filosófica y la bioética. Springer.

Shay, J. W., & Wright, W. E. (2019). Telómeros y telomerasa: Tres décadas de progreso. Nature Reviews Genetics, 20(5), 299-309.

Tasaki, M., Sugimoto, M., Murakami, Y., Tsuji, Y., Tanimura, A., Takeda, H., ... & Kanai, Y. (2022). Multiomics monitoring of drug response in senescent human cells. Nature Communications, 13, 2395.

Tchkonia, T., y Kirkland, J. L. (2018). Estrategias traslacionales en envejecimiento y enfermedades relacionadas con la edad. Nature Medicine, 24(6), 727-730.

Terman, A., & Brunk, U. T. (2006). Estrés oxidativo, acumulación de "basura" biológica y envejecimiento. Antioxidants & Redox Signalling, 8(1-2), 197-204.

Timmers, P. R. H. J., Wilson, J. F., Joshi, P. K., & Deelen, J. (2020). Multivariate genomic scan implicates novel loci and haem metabolism in human ageing. Nature Communications, 11, 3570.

Tirosh-Samuelson, H., y Mossman, K. (Eds.). (2012). ¿Construir mejores humanos? Reenfocando el debate sobre el transhumanismo. Peter Lang.

Turner, L. (2004). Bioethics in a multicultural world: Medicine and morality in pluralistic settings. Health Care Analysis, 12(3), 205-217.

Naciones Unidas. (2023). World Population Ageing 2023. Departamento de Asuntos Económicos y Sociales, División de Población.

Vijg, J., & Suh, Y. (2013). Inestabilidad del genoma y envejecimiento. Annual Review of Physiology, 75, 645-668.

Villeda, S. A., Plambeck, K. E., Middeldorp, J., Castellano, J. M., Mosher, K. I., Luo, J., ... & Wyss-Coray, T. (2014). La sangre joven revierte los deterioros relacionados con la edad en la función cognitiva y la plasticidad sináptica en ratones. Nature Medicine, 20(6), 659-663.

Xu, M., Palmer, A. K., Ding, H., Weivoda, M. M., Pirtskhalava, T., White, T. A., ... & Kirkland, J. L. (2015). Targeting senescent cells enhances adipogenesis and metabolic function in old age. eLife, 4, e12997.

Zhang, H., Ryu, D., Wu, Y., Gariani, K., Wang, X., Luan, P., ... & Auwerx, J. (2016). NAD^+ repletion improves mitochondrial and stem cell function and enhances life span in mice. Science, 352(6292), 1436-1443.

Zhou, Y., Wu, H., Zhao, M., Chang, C., & Lu, Q. (2021). The emerging roles of the microbiome in autoimmune diseases, neurodegenerative disorders, and aging. Aging and Disease, 12(4), 1058-1076.

Zhu, Y., Tchkonia, T., Pirtskhalava, T., Gower, A. C., Ding, H., Giorgadze, N., ... & Kirkland, J. L. (2015). El talón de Aquiles de las células senescentes: Del transcriptoma a los fármacos senolíticos. Aging Cell, 14(4), 644-658.